貧血改善レシピ

鉄分とれれば元気できれいに！

女子栄養大学
栄養クリニック特別講師
今泉久美

最近、若い人たちの食生活の乱れがとても気になっています。貧血ぎみなのに家で料理を作らず買ったものだけですませたり、新鮮な野菜や果物をあまりとらない、あるいは、過激なダイエットから栄養不良となり、貧血を訴える女性たちも見かけるようになりました。

彼女たちには「健康の土台は自分の体のリズム（生体リズム）や体質に合った食事と睡眠、それに軽い運動が大切。私の貧血もこれらに気をつけることで、悪化せずにすんでいるのよ」と、いつも話しています。本書では、貧血だけではなく、生活習慣病の予備軍や、検査をしても異常がないのに疲れやすい、食欲がないなど、体調に不安がある方々にも参考になるように、ササッと気軽に作れておいしくて、体中の調子もよくなる健康にいい工夫満載のレシピを考えました。貧血を直せば代謝がよくなり、活動的にもなって、むくんでいた体も締まり、やせやすい体に変わります。貧血改善、健康づくりに本書を大いに活用なさって、元気できれいに！なっていただけたら幸いです。

文化出版局

目次

4 私の貧血対策10か条

6 あなたに合った貧血対策があります 蒲池桂子

10 貧血予防と改善に役立つパワー食材

12 ビタミンCたっぷりの食材

13 葉酸たっぷりの食材

ごく普通の献立で

一日の献立―朝食がご飯の日

朝食

14 納豆としらすかけご飯
オクラとわかめのみそ汁
キャベツの浅漬け

昼食

16 鶏肉と小松菜のスパゲッティ
にんじんサラダ
フルーツヨーグルト

夕食

18 胚芽米ご飯
鮭と菜の花の蒸焼き
温泉卵
さつまいもといんげんのごまみそあえ

一日の献立―朝食がパンの日

朝食

20 チーズトースト
目玉焼きとほうれん草のソテー
りんご
カフェオレ

昼食

22 黒ごまご飯
牛肉の青じそ巻き
じゃがいもとピーマンのきんぴら
蓮根としめじの梅干しあえ
ミニトマト

夕食

24 えびのスパイス焼きと
アーモンドライス
豆腐のサラダ
青梗菜ときくらげのスープ

パワフルプレート

朝食

26 豆乳バナナシェイク
玄米フレークとフルーツヨーグルト

28 小松菜の豆乳がゆ

29 五目納豆ご飯

29 落とし卵のみそ汁、胚芽米ご飯

昼食

30 牛肉と青梗菜の中華風どんぶり

31 豚しゃぶそば

32 鶏レバーのドライカレー

33 かきの焼きそば

34 ボンゴレロッソ

35 あさりのチヂミ

お弁当

36 牛肉とアスパラのオムライス風
ブロッコリーのおひたし

37 青椒肉絲とご飯
かぼちゃのごまみそあえ

38 卵とアスパラサンド
にんじんとかぶのピクルス
フルーツカッテージチーズ

39 鮭ずし
ほうれん草のおかかぽん酢あえ
ミニトマト

夕食

40 牛肉入りガーリックライス
モロヘイヤと卵のスープ

41 ピビンパ
わかめスープ

42 豚レバーカツどんぶり
玉ねぎと枝豆のみそ汁

43 まぐろ納豆どんぶり
ブロッコリーと長ねぎのみそ汁

44 湯葉あんかけどんぶり

本書の決り

- 料理は1人分を基本にしています。
- 鉄量、エネルギー量などの表記は1人分です。
- 材料は正味の分量を記載しています。
- 1カップは200㎖、大さじ1は15㎖、小さじ1は5㎖。
- 塩は粗塩を使っています。小さじ1＝5gを基準にしています。
- 卵（温泉卵を含む）は、Mサイズ（正味50g）のものを使用しています。
- 塩ゆでは、すべて1%の塩分でゆでています。
- 麺つゆは3倍濃縮の市販品を使っています。
- フライパンは口径20㎝ほどの深いタイプのものを使用しています。
- 電子レンジの加熱時間は600Wの場合の目安です。

私の貧血対策10か条

人間が皆一人一人違うように、貧血の原因も程度も千差万別です。私もそうですが、女性では、子宮筋腫や月経困難症などが原因の貧血が多く見られます。私の場合は医師の指導のもとに、食生活の改善や体質に合わせた治療法を続けることで、上手に貧血をコントロールできるようになりました。この10か条はその経験から編み出したものです。皆さんの貧血に合わせた対策作りのヒントに、ぜひお役立てください。

1 主食はご飯を中心にする

日本人の体質にはお米が何より合っています。白米より、鉄をはじめミネラルの豊富な胚芽米、発芽玄米、雑穀米がおすすめ。

2 たんぱく質は毎食欠かさずにとる

肉や魚からとる良質なたんぱく質は、血管を強くして弾力性を保ち、血液中のヘモグロビンの生成に欠かせません。豆腐や納豆などの大豆製品や卵も、毎日の献立に必ず加えましょう。

3 緑黄色野菜を多めにとる

鉄の吸収をよくするビタミンC、赤血球に必要なビタミンB_{12}、葉酸は緑黄色野菜に多く、細胞の酸化や老化を防ぐ抗酸化作用や免疫力を高める効果もあります。

4 果物は一日1回は食べる

がんや動脈硬化の予防、抗酸化作用など、果物は貧血の体を健康に導くための案内人です。ビタミンCの豊富ないちごや酸っぱい柑橘類がおすすめ。甘いものが食べたいときはお菓子より、りんごやぶどうを選びたいものです。ただ、糖度の高い果物は食べ過ぎないように気をつけましょう。

5 レバーは月に一度、生理の後には必ずとる

貧血の人にはレバーが苦手なタイプが多いようですが、出血量が多いときに食べれば、失われた血液成分をダイレクトに補給できます。食べやすい調理法を工夫したり、臭みが少なくおいしい銘柄豚や地鶏のレバーを利用するのも一案です。

6 三度の食事はきちんととる

貧血の人は朝食抜きとか、一日一食のケースまで見られます。貧血改善の土台作りには朝、昼、夕の三食を規則正しくとることが重要です。人間には生体リズムにかなった食事時間帯があり、朝食から夕食までを12時間以内にとれれば理想的といわれています。

7 食欲のないときほど、体が欲している料理を食べる

体調が悪いときは胃腸の働きが衰え、自然に食欲がなくなるものです。きっと体が休息を求めているのでしょう。そんなときは体と対話する時間だと考え、何が食べたいのかを思い描いてみます。そして、白湯やおかゆでもいいので、まずは食べられるもので食事をとってみましょう。それが回復の手がかりになって、次第に気分がよくなっていきます。

8 食後の濃い緑茶は控え、便秘予防に水をよく飲む

コーヒーや紅茶、煎茶などに含まれるタンニンは、鉄の吸収を阻害します。特に夕食後にとるとカフェインが睡眠を妨げるので気をつけましょう。また、貧血改善には、胃腸の働きがスムーズであることが大切。腸の働きを損なう便秘の予防には、起床時と就寝時に飲むコップ1杯の冷たくない水が効果的です。血液循環もよくなり、脳血管障害の予防にもなります。

9 体を温める

貧血の人の多くは、偏った食生活や自律神経のアンバランスからくる〝冷え〟にも悩んでいます。食べたものを熱エネルギーに変える代謝を高めるために、良質なたんぱく質や脂肪を適度にとり、軽い運動、腹式呼吸などを毎日の習慣にしましょう。体が冷えると貧血の回復力を下げてしまいます。生理前後はカイロや湯たんぽなどで、体を冷やさない工夫をします。

10 睡眠時間をしっかりとる

充分な睡眠は脳の疲労回復、ストレス解消を助け、自律神経を安定させます。貧血改善に必要な、細胞の新陳代謝を促す成長ホルモンも睡眠中に分泌されます。ただ、6時間で充分とか、8時間は寝ないと体調が悪いなど人それぞれ。あなたに必要な睡眠時間をしっかりとりましょう。

あなたに合った貧血対策があります

解説 女子栄養大学栄養クリニック教授
蒲池桂子

1 貧血って何？

血液の成分は赤血球、白血球、血小板などで、貧血とは、赤血球中の血色素＝ヘモグロビンの濃度が、基準値より低下した状態をいいます。貧血の種類や性質は、血液検査によって、ヘモグロビン量と赤血球数を比較することでわかります。

ヘモグロビンは赤血球の90％を占め、体のすみずみまで酸素を運ぶ大切な役割を担っています。貧血の程度が軽いうちは症状が現われないため、定期的に健診を受けることで見つけられます。しかし貧血の度合いが進むと体は酸欠状態になって、めまいや動悸、息切れなどの症状が起こりやすくなります。貧血が起きてからの日数があまり経過していなければ、医師の適切な治療と食生活の改善などで回復は容易です。しかし、慢性的な貧血は進行が緩やかで症状も出にくく、気づかないうちに脳や心臓をはじめ、体中の組織に供給される酸素量が減って、心不全なども起こることがあります。早期発見には定期的に健診を受け、貧血をチェックすることが第一です。

一般的には、男性のヘモグロビンの基準値は13g／dℓ、女性は12g／dℓ程度。この値を下回ったら、貧血の原因を確かめるために医療機関を受診しましょう。

女性に圧倒的に多いのが鉄欠乏性貧血です

貧血全体の約7割に見られ、女性の場合は、人生の節目節目になりやすい時期が訪れます。思春期には生理が始まり、大人への体づくりに鉄を多く必要とし、以後も生理中には多量の鉄を失います。妊娠中は胎児への栄養補給に通常の1・5倍の鉄を必要とし、更年期には不正出血が続いたり、ストレスをいつも以上に感じて、鉄などのミネラル分が不足することがあります。高齢になるほど体の組織がもろくなり、気づかずに微量の出血が続いたり。年齢を問わず、口内炎や抜け毛が貧血のサインになることも。

この鉄欠乏性貧血は、健診などで自覚症状が現われる前に判明すれば、食生活の改善などですぐに回復します。もちろんさまざまな症状が現れた後でも、他の貧血に比べれば回復しやすいという特徴があります。

ビタミンB_{12}や葉酸が不足して起こる貧血もあります

巨赤芽球性貧血に分類される貧血は、赤血球のサイズは大きいのですが、血色素が足りずに貧血症状が起きます。赤血球の生成に必要なビタミンB_{12}や葉酸（ビタミンB類の一つ）が不足して貧血が起こるのです。胃や腸の切除により、ビタミンB_{12}を吸収できないために不足することが要因の貧血を悪性貧血といい、葉酸の摂取不足が原因の巨赤芽球性貧血とは分けて考えるのが一般的です。葉酸欠乏性貧血は、妊娠時や、発熱、小腸の病気、アルコール依存症、摂取不足から起こります。どちらも医師の指導を受けながら、食生活の改善を図りましょう。

貧血が教える隠れた病気たち

貧血にはほかにも、赤血球が壊れやすく、その寿命が短いために起こる溶血性貧血、先天的に血液成分が減少して起こる再生不良性貧血などがあります。しかしこれらは食生活の改善だけでは治癒は難しく、専門医との二人三脚の治療が不可欠です。

また、腎臓や肝臓の病気、骨髄腫瘍、胃がん、大腸がん、膀胱がんなどによる貧血もあります。

健診で貧血が判明したら、必ず医療機関を受診しましょう。

2 誤解していませんか？

鉄剤だけでは貧血は治せません

皆さんは、貧血対策には鉄剤さえ飲めば万全！と思っていませんか？　ところが、鉄剤や鉄を含むサプリメントを多量にとると胃腸の働きを損ない、かえって鉄を吸収しにくくなります。貧血になったら医師に相談し、あなたの体質に合った処方をしてもらい、食生活の指導も受けましょう。

鉄の過剰摂取は老化を促進させます！

薬やサプリメントから鉄をとる場合は量を守りましょう。鉄はとり過ぎると細胞を酸化させるので、免疫力が低下したり、老化を促す作用があります。健康体には、余分の鉄を細胞に取り込まないように調節する仕組みがありますが、肝臓や腎臓の機能が低下している人では鉄が蓄積されやすく、がんなどの病気のリスクを高めます。とり過ぎず、不足せず、その人にとっての適切な量が貧血を改善し、老化を防ぐのです。成人女性に必要な鉄は、一日9～11㎎が目安とされています。

食物繊維のとり過ぎは、鉄を排泄してしまうのでご注意を

健康にいいからと、食物繊維ばかりとっていると、本来は体に必要な栄養素の吸収まで損なわれます。多量の食物繊維が腸に入ると、鉄などを吸着し、便と一緒に排泄してしまうのです。食物繊維の摂

取量は1日あたり20～25gが理想的。その量を、サプリメントよりは、野菜や海藻、きのこ類からとりましょう。吸収を助けるためによくかむことも必要です。

鉄を吸収しやすくするには、バランスのいい食事をとることです

「いくら鉄分をとっても体が吸収できなければ、貧血は改善できない」というと、「そうなの？」と驚く人がずいぶんいます。鉄は食品によって体内吸収率に差があり、動物性食品に含まれる「ヘム鉄」では吸収率が15～25％と高く、野菜や穀物に含まれる「非ヘム鉄」は2～5％。では、肉ばかり食べればいいかというと、そうではありません。貧血の改善には、野菜の非ヘム鉄も充分にとる必要があるからです。鉄だけでなく、たんぱく質やビタミン、ミネラルなどのもろもろの栄養素を吸収しやすい、治癒力を充分に発揮できる体をつくるには、バランスのいい食事をとることがとても重要です。

立ちくらみで貧血かな、と思ったら？

立ち上がったとたんに、くらくらっとめまいがして倒れたとき、よく「貧血を起こした」といわれますが、正しくは「起立性低血圧」とか「一過性の脳虚血」といいます。自律神経がうまく働かずに、下半身の血液が心臓へ戻りにくくなって起こる一過性の症状で、しばらく休めば回復します。子どもたちが長時間立っているときに起きやすく、成人にはあまり見られませんが、脳血管障害やメニエール病などの可能性もあるので、何度も続けて起こる場合は医師の診断を受けてください。

血液中のヘモグロビン濃度が低下した状態を指す「貧血」とはまったく違うものです。

3 五感を養い、あなたの体の声を聞きましょう

あなたはなぜ貧血になったのでしょう

「あなたの貧血のタイプは？」と尋ねますと、「鉄欠乏のタイプかしら？」と、診断名を答える人がずいぶんいます。しかし、一口に鉄欠乏性貧血といっても、貧血に至るまでの道は人それぞれ、原因を探せば皆違ってあたりまえなのです。以下に紹介する貧血のタイプを参考に、あなたの貧血はどういうタイプで、改善には何が必要かを考えましょう。

食習慣からくる貧血

1週間ほど毎日の食事を記録してみると、同じ献立を繰り返しているとか、ケーキやスナック菓子が食事代り、ハンバーガーやフライドチキン、ファミリーレストランを利用する頻度が高いなど、貧血に至った問題点が見えてきます。糖分や動物性脂肪に偏った食習慣の場合、「太っているのに貧血」という、不健康な肥満に陥る人も多いのです。この本の献立を参考に、今日から食生活の改善に取り組みましょう。

ストレスに弱いタイプの貧血

几帳面でまじめな性格の持ち主は、無理を押して仕事に、家事に一生懸命取り組みます。こういうタイプは心身の疲労に気づかずに体調を崩しがち。その場合、全般的に免疫力が落ち、胃腸の働きも弱くなって、鉄などのミネラル分が吸収されにくくなり、貧血への道をたどります。ストレスを受けたら気分転換を図り、上手に休養をとるなど、心の疲労がたまる前に解消しましょう。

消化吸収力の弱いタイプの貧血

幼いころからてんぷらや生野菜などを食べた後は決まって下痢をしていた、というような、体質的に胃腸の働きがあまりよくないタイプでは、鉄の吸収が悪いために貧血になりやすいのです。このケースは、バランスのいい食事に、さらに消化吸収をよくする工夫が必要です。手っとり早い方法は、人の何倍もかむこと。唾液がよく出て、胃腸の働きを助けます。一口30回以上が目安です。

スポーツやり過ぎタイプの貧血

学生のランナーが貧血に悩み、それを克服した後に、飛躍的に記録が伸びたというエピソードを聞きました。スポーツ性の貧血は、地面を蹴るときに足底が受ける衝撃により赤血球が壊れることや、大量発汗による鉄分の体外への排泄が要因とされます。適度な休養と食生活の改善によって防げますので、スポーツに熱中している方は、運動、休養、栄養のバランスに、充分に気をつけましょう。

朝、太陽の光を感じて目覚め、日が落ちて暗くなれば眠る生活を取り戻しましょう

ここにあげたどのタイプも、体調が悪いときに、体が発するさまざまな危険信号をキャッチし、休養したり医療機関を受診すれば、貧血の発症や悪化を防げるはずです。そのためには、「見る」「聴く」「嗅《か》ぐ」「味わう」「皮膚で感じる」という五感が生き生きと働くことが大切。五感を養う生活は、人間の持つ、本来の生体リズムを整えるために役立つからなのです。

そのリズムは、朝の陽光を受けて目覚め、昼間はよく働き、夜、暗くなれば眠る生活を人間が数千年以上も続けてきた中で、遺伝子に組み込まれています。脳の働きや内臓の機能などは、今もそのリズムに適応するようにプログラムされ、その働きは五感が脳に伝える情報で成り立ちます。そのおかげで満腹中枢、摂食中枢も正常に働き、自分の体に必要な食事量を脳が判断してくれます。足りない栄養素を含んだ食物が食べたくなり、充分足りている食物は欲しくない。つまり、五感を養う生活を心がければ、食べ過ぎず、食べ足りないこともなく、健康で貧血知らずの体になるというわけです。

ただ一つ、大きな壁になるのがストレス。自然な食欲が失われ、不安や焦燥からつい食べ過ぎる、あるいは不安が大きく、自律神経が乱れて拒食に陥るということもありますね。ストレスの原因を探し、早めに解消策を講じたいものです。

さて、五感の養い方ですが、以下をヒントに、自分なりの方法を見つけてください。視覚はテレビやパソコンなどから情報を得ることをひとまず休み、目に優しい木々の緑や草花を愛《め》で、自然の中でゆったりと風景を眺めて過ごします。聴覚は好きな音楽を低い音量で流すとか、鳥の歌声や風の音に耳をすませます。嗅覚は好みのアロマオイルをかすかに部屋に漂わせる、花や木々の香りを嗅ぐなど。味覚はなるべく新鮮な食材を、味つけはごく薄くし、少量を味わう。そして皮膚は、昔ながらの乾布摩擦やマッサージを。入浴中に足先から頭の先までよくもみほぐすなどを習慣にするといいでしょう。こうした生活を続ければ、いつの間にか貧血も改善されるにちがいありません。

貧血予防と改善に役立つパワー食材

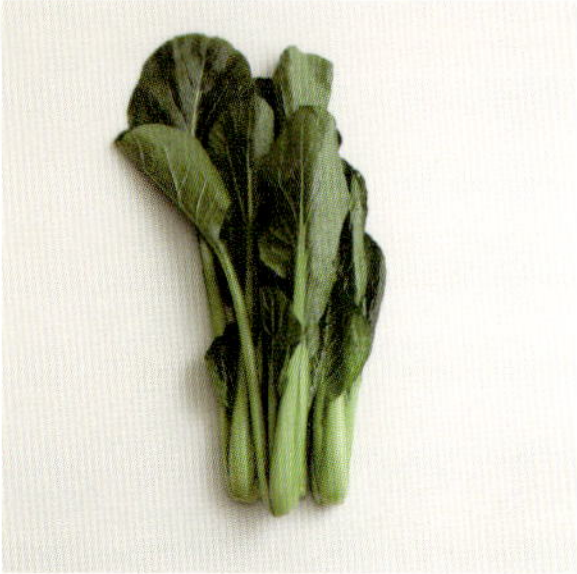

小松菜 … 70g
鉄／2.0mg　ビタミンB_6／0.08mg
ビタミンB_{12}／0.0μg　葉酸／77μg

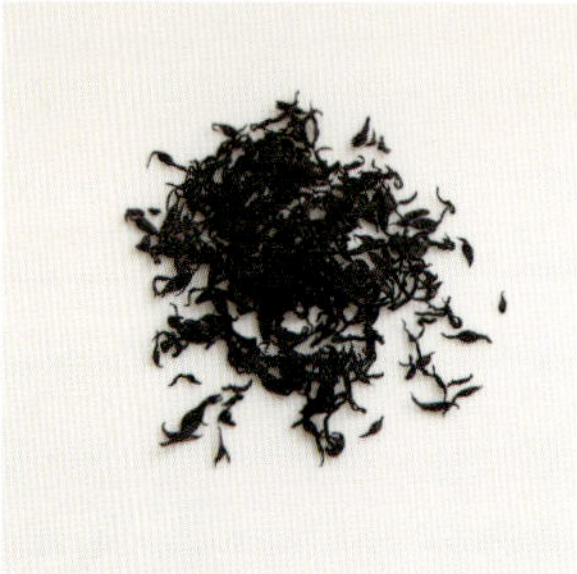

ひじき（乾燥） … 3g
鉄／1.7mg　ビタミンB_6／0.0mg
ビタミンB_{12}／0.0μg　葉酸／3μg

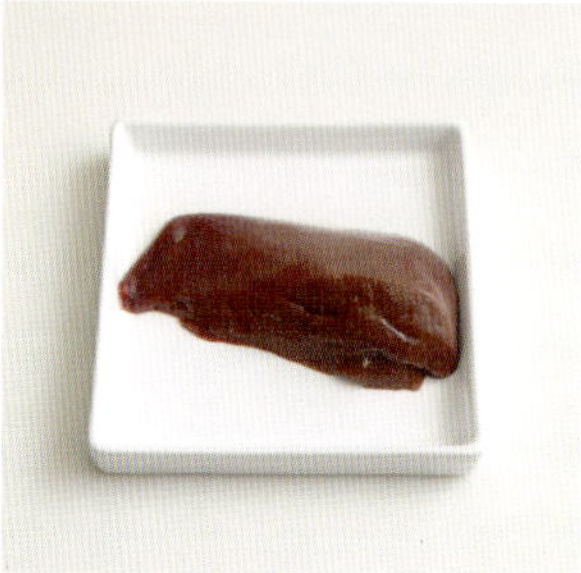

豚レバー … 60g
鉄／7.8mg　ビタミンB_6／0.34mg
ビタミンB_{12}／15.1μg　葉酸／486μg

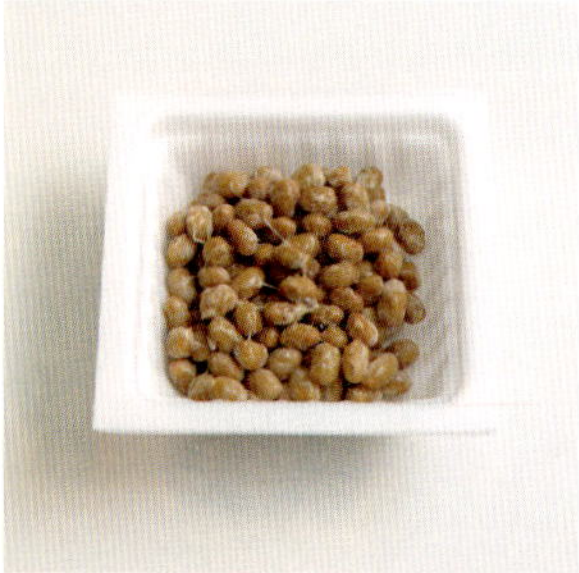

納豆 … 40g
鉄／1.3mg　ビタミンB_6／0.10mg
ビタミンB_{12}／0.0μg　葉酸／48μg

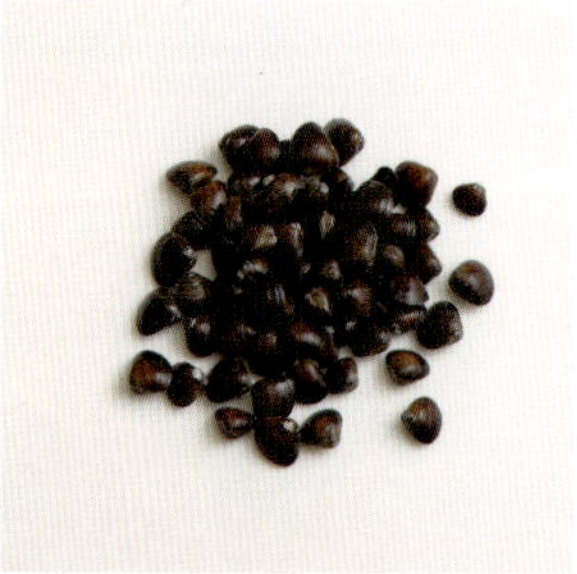

しじみ（正味） … 30g
鉄／1.6mg　ビタミンB_6／0.03mg
ビタミンB_{12}／18.7μg　葉酸／5μg

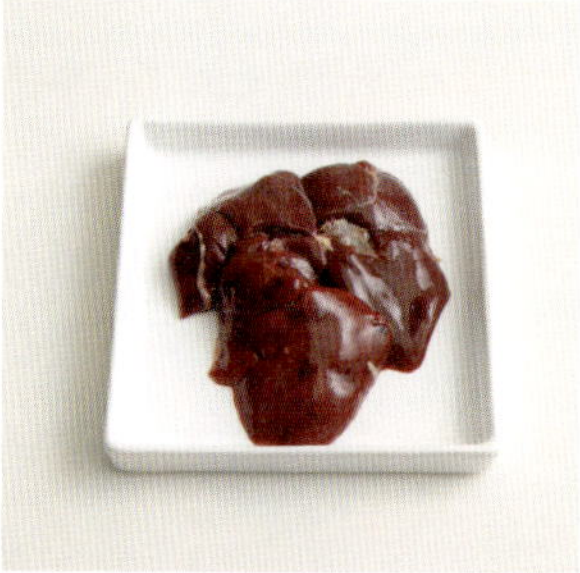

鶏レバー … 60g
鉄／5.4mg　ビタミンB_6／0.39mg
ビタミンB_{12}／26.6μg　葉酸／780μg

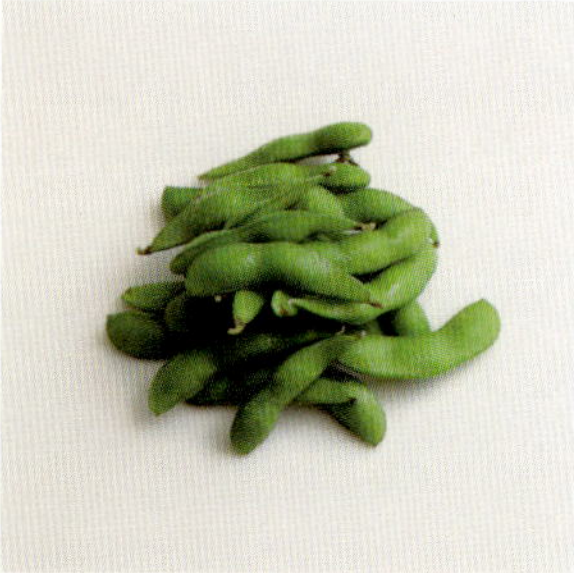

枝豆 … 50g
鉄／1.3mg　ビタミンB_6／0.04mg
ビタミンB_{12}／0.0μg　葉酸／130μg

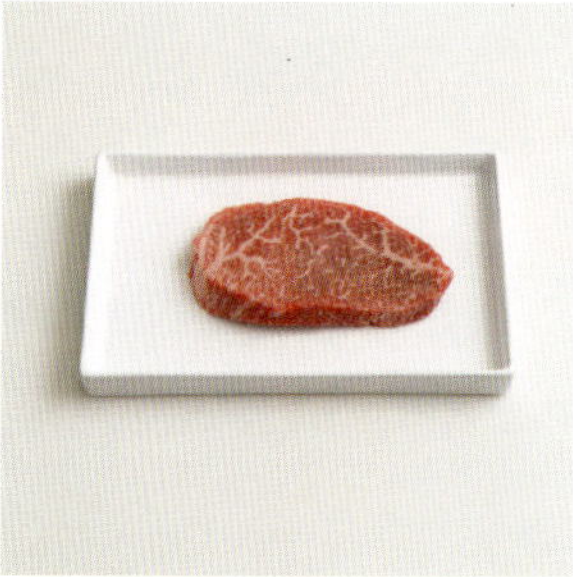

牛赤身肉 … 60g
鉄／1.5mg　ビタミンB_6／0.22mg
ビタミンB_{12}／1.0μg　葉酸／5μg

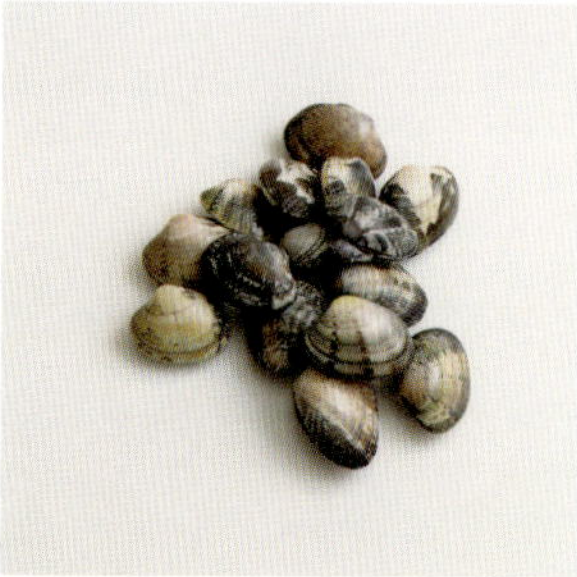

あさり（正味） … 50g
鉄／1.9mg　ビタミンB_6／0.02mg
ビタミンB_{12}／26.2μg　葉酸／6μg

どんなときでも体調に合わせた栄養のとり方があります

パワー食材とは、鉄の吸収力をアップさせる食材たち。吸収されやすく、すぐに効果が現われるへム鉄を含む食材と、体を健康に保って吸収力を高める非へム鉄の食材。どちらも貧血改善になくてはならない力持ちです。

貧血の度合いがひどいときには、人間の体はその状態を元に正そうとするホメオスタシスが働きますから、より鉄分を吸収しようとするものです。そこで見直したいのが緑黄色野菜です。吸収しにくいといわれる非へム鉄を含んでいますが、緑黄色野菜には、鉄の吸収を促すビタミン類が多く、へム鉄の多い赤身肉や青魚類を一緒にとることで吸収率がアップします。

また、鉄の吸収をよくするパワー食材に不可欠なのが、良質なたんぱく質です。たとえば貝類はたんぱく質の質がよく、脂肪分も少な

＊重量は１回の使用量です。一日の摂取量の目安は鉄 9 ～ 11mg、ビタミン B_6 1.1mg、ビタミン B_{12} 2.4μg、葉酸 240～400μg。なお、μg（マイクログラム）は100万分の１gのこと。

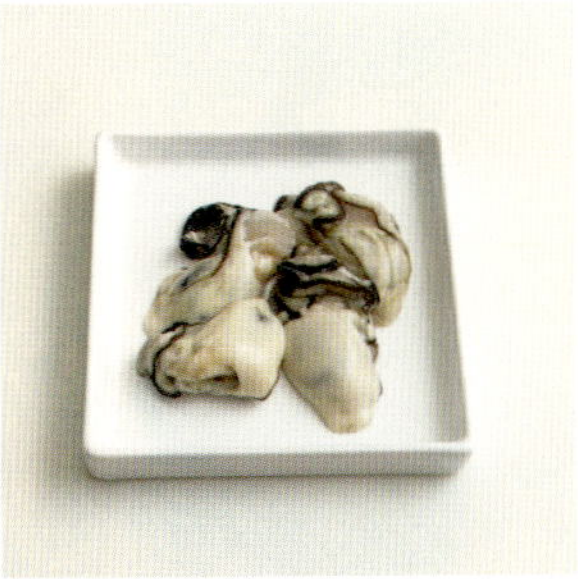

かき … 50g
鉄／1.0mg　ビタミンB_6／0.04mg
ビタミンB_{12}／14.1μg　葉酸／20μg

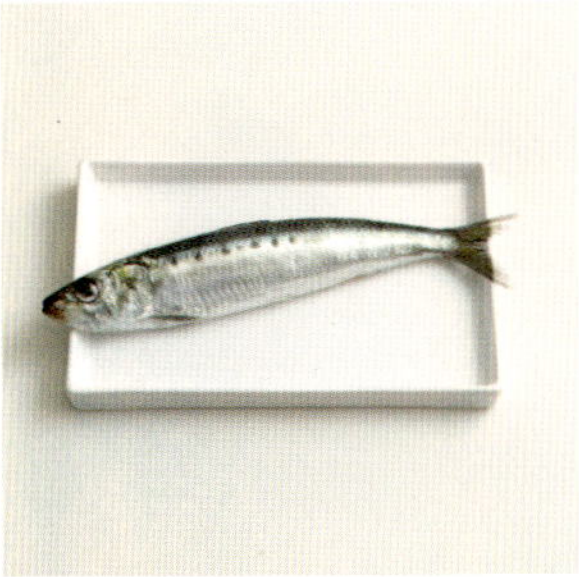

真いわし … 60g
鉄／1.1mg　ビタミンB_6／0.26mg
ビタミンB_{12}／5.7μg　葉酸／7μg

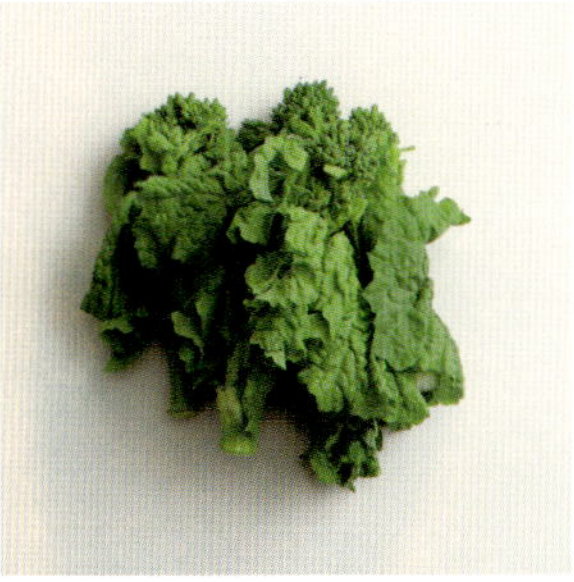

菜の花 … 70g
鉄／2.0mg　ビタミンB_6／0.18mg
ビタミンB_{12}／0.0μg　葉酸／238μg

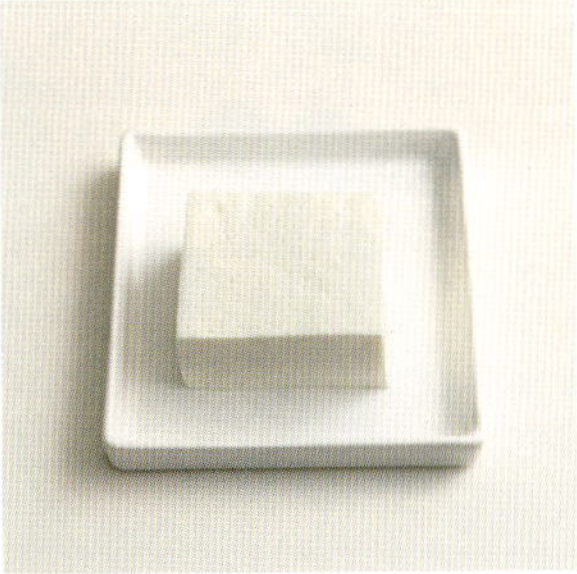

木綿豆腐 … 100g
鉄／0.9mg　ビタミンB_6／0.05mg
ビタミンB_{12}／0.0μg　葉酸／12μg

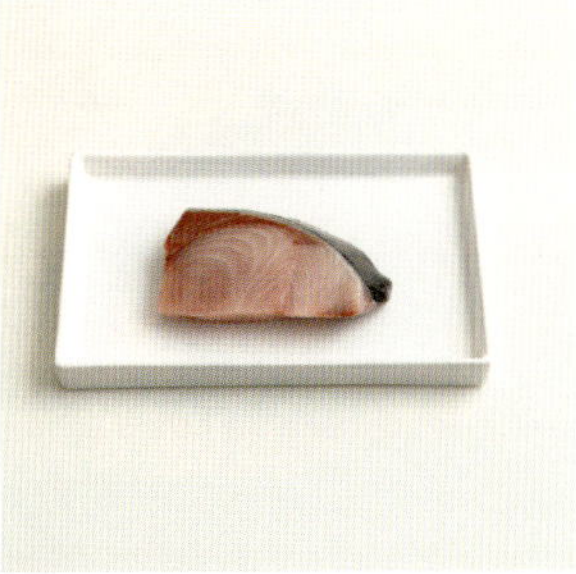

ぶり … 80g
鉄／1.0mg　ビタミンB_6／0.34mg
ビタミンB_{12}／3.0μg　葉酸／6μg

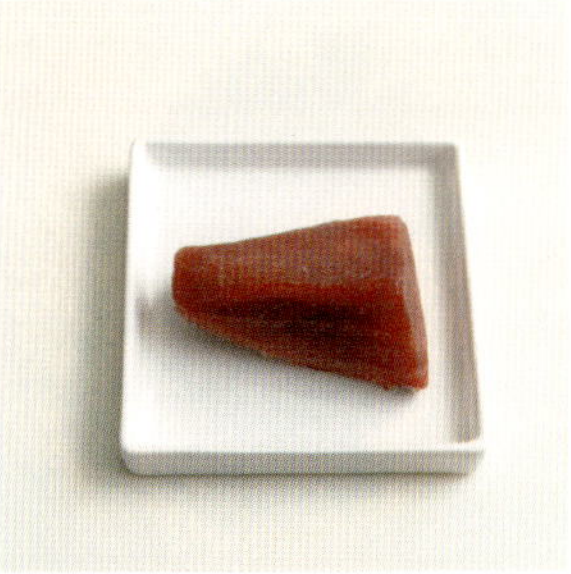

かつお … 60g
鉄／1.1mg　ビタミンB_6／0.46mg
ビタミンB_{12}／5.0μg　葉酸／4μg

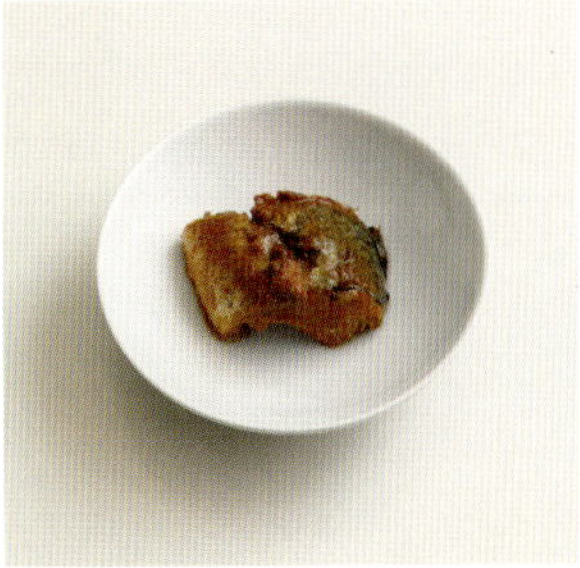

さばのみそ煮缶 … 45g
鉄／0.9mg　ビタミンB_6／0.14mg
ビタミンB_{12}／4.3μg　葉酸／9μg

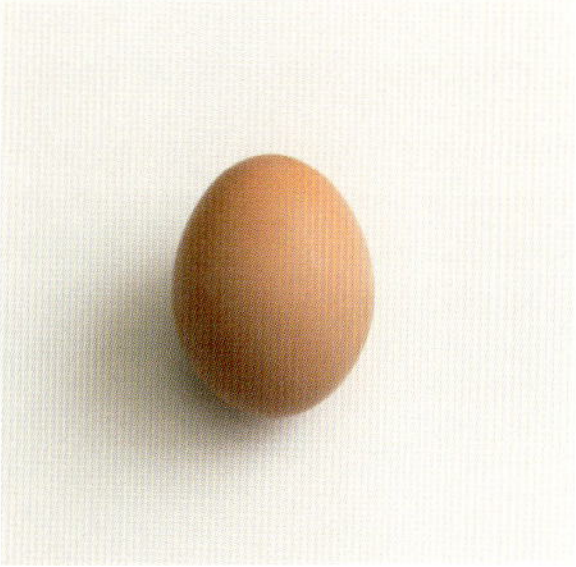

鶏卵（正味） … 50g
鉄／0.9mg　ビタミンB_6／0.04mg
ビタミンB_{12}／0.5μg　葉酸／22μg

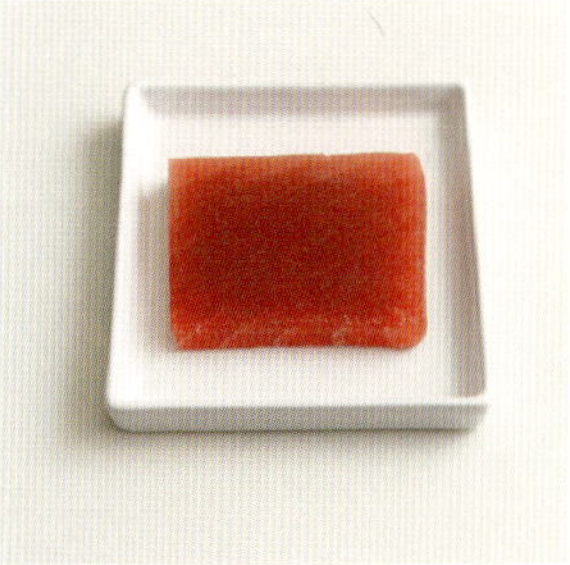

まぐろ … 80g
鉄／1.1mg　ビタミンB_6／0.37mg
ビタミンB_{12}／3.6μg　葉酸／3μg

いので、弱った体にやさしい食材といえるでしょう。かきには亜鉛も多く、微量ミネラルの宝庫で、消化吸収のパワーを高めてくれます。牛乳と一緒にチャウダーにしたり、鍋物にしたり、みそ汁に入れてもいいでしょう。缶詰のさばやいわしは骨まで食べられ、免疫力を補佐してくれます。貧血の人は鉄だけでなく、他のミネラルもビタミン類も、栄養素全般が足りないケースが多いのです。

　このように、どんなときでもその人の体調に合わせた鉄のとり方があり、たんぱく質のとり方があります。鉄の吸収力を高めるパワー食材の何をどれだけとればいいかも、貧血の度合いによって違っていいのです。体が欲する食材をバランスよく選び、貧血の体に足りない栄養素を補いましょう。

ビタミンCたっぷりの食材

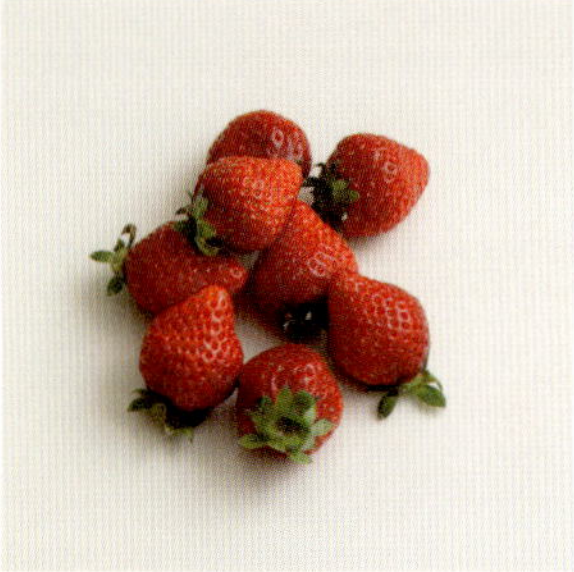

いちご … 100g
ビタミンC／62mg

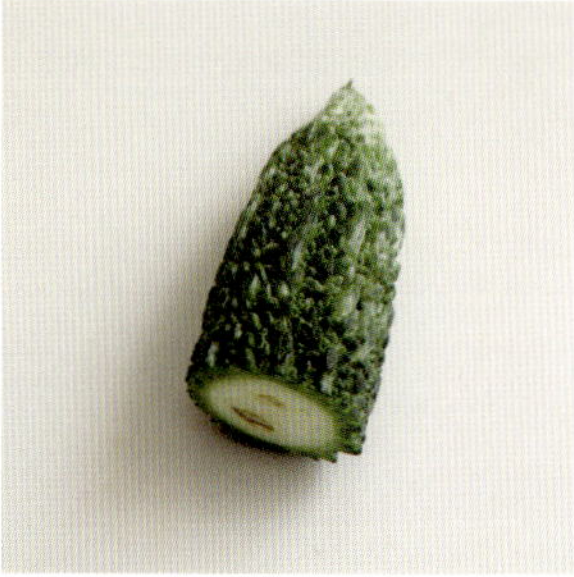

ゴーヤ … 100g
ビタミンC／76mg

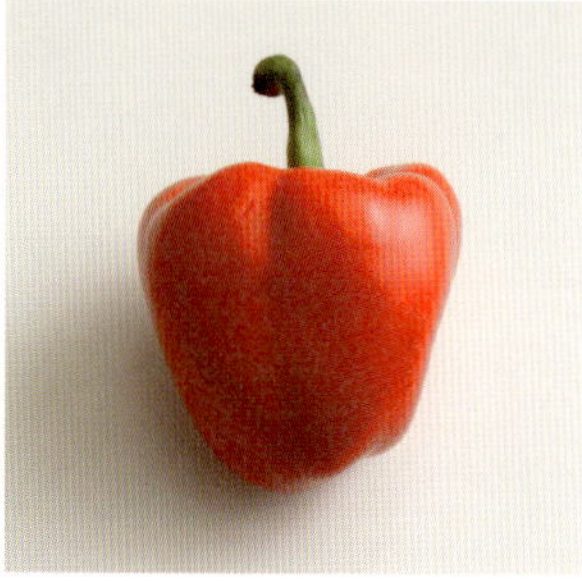

赤パプリカ … 100g
ビタミンC／170mg

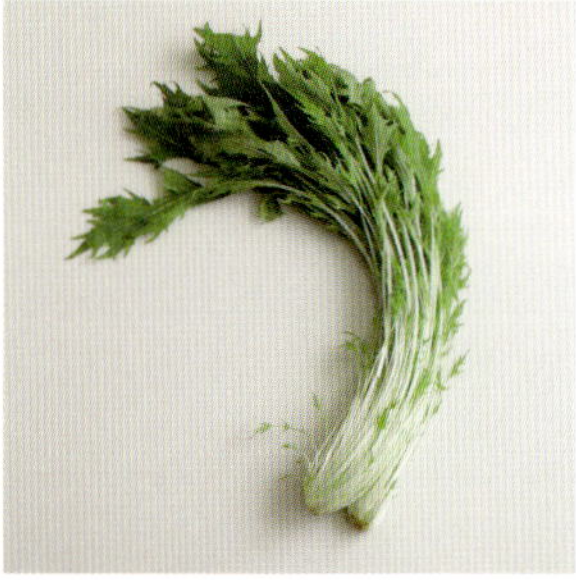

京菜 … 100g
ビタミンC／55mg

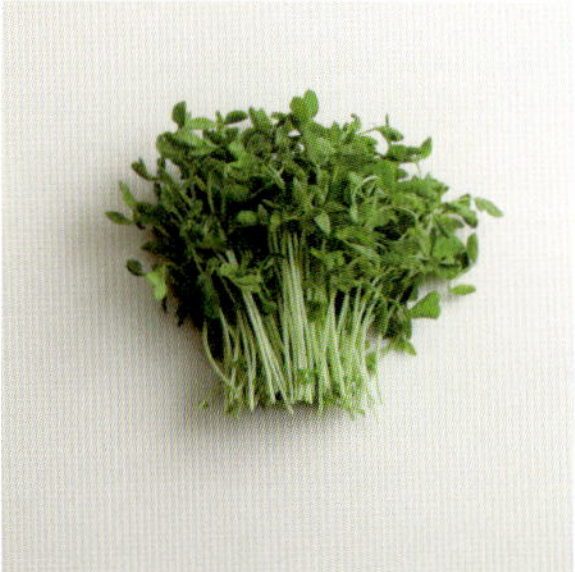

豆苗 … 100g
ビタミンC／74mg

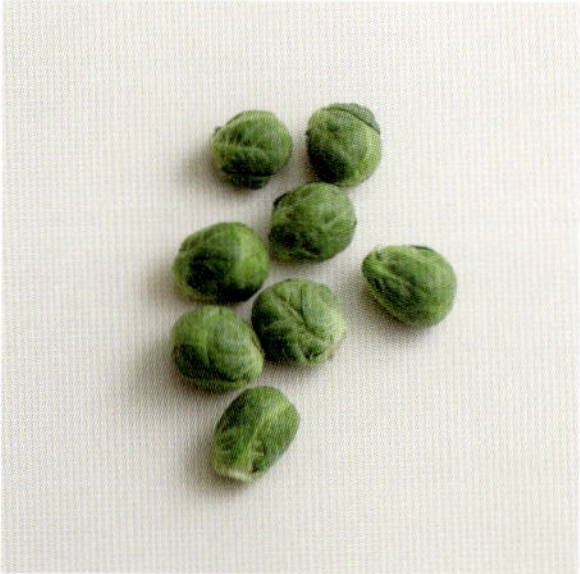

芽キャベツ … 100g
ビタミンC／160mg

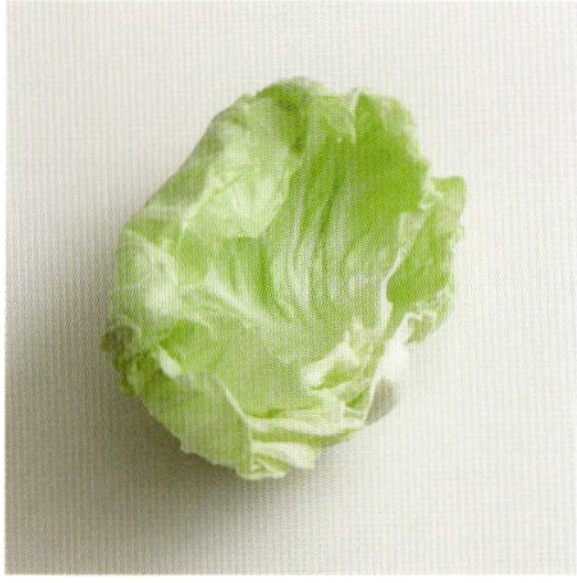

キャベツ … 100g
ビタミンC／41mg

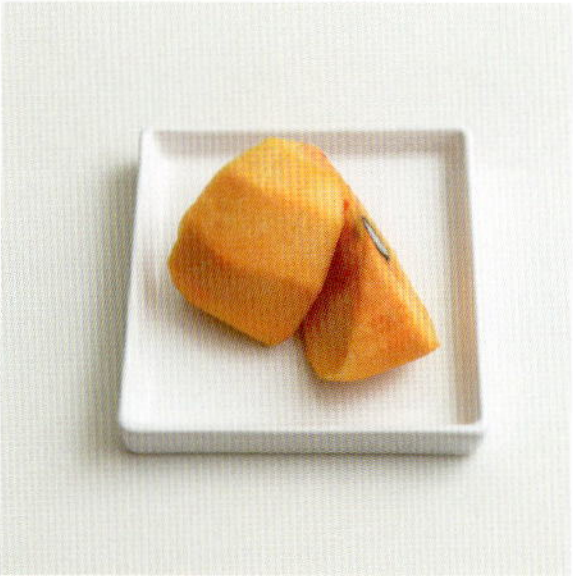

柿 … 100g
ビタミンC／70mg

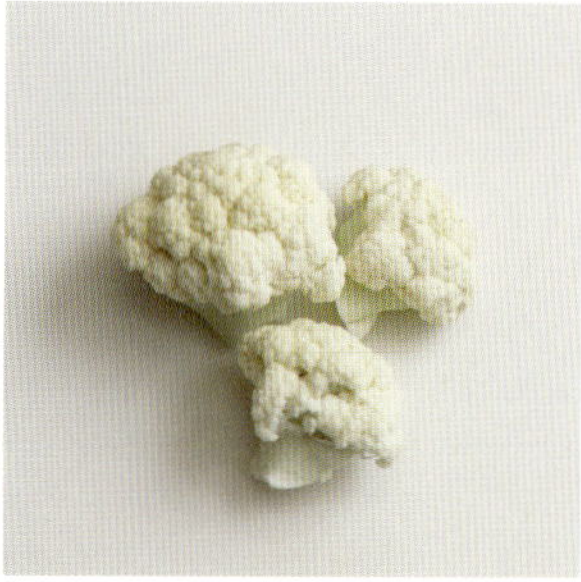

カリフラワー … 100g
ビタミンC／81mg

ビタミンCが鉄分の吸収をアップさせます

ビタミンCには造血作用を高める効果があり、体内で鉄が上手に利用できるように促す働きもあります。ここで、少々難しいのですが、ビタミンCが鉄の吸収をよくする仕組みを説明しましょう。鉄は主に十二指腸から吸収されます。この中は弱アルカリ性となっているので、ビタミンCが鉄を還元（鉄の水素イオンを奪う反応）して、十二指腸内で溶けやすい形に変え、吸収をよくしてくれるのです。

7ページで鉄のとり過ぎは細胞を酸化させ、免疫力を下げて老化を促すと述べましたが、抗酸化作用の高いビタミンCをたっぷり含む野菜や果物をとれば、その弊害を防いでくれるわけです。また、梅干しなどに多いクエン酸にも鉄の吸収を高める作用がありますので、鉄分の多い食材と一緒にとることをおすすめします。

＊ビタミン C の一日の摂取量の目安は100mg です。

葉酸たっぷりの食材

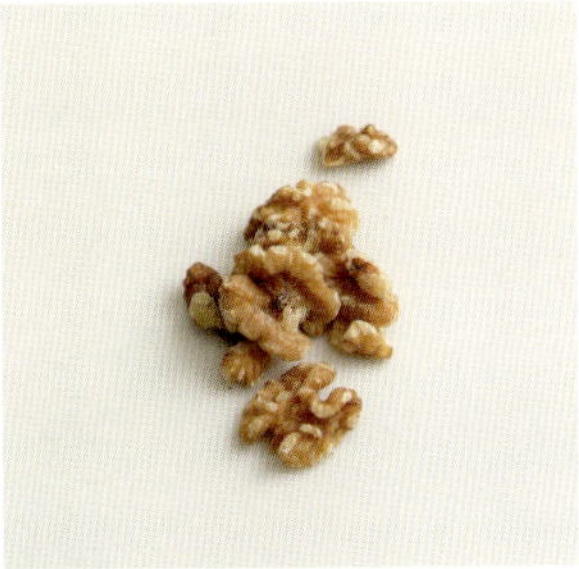

くるみ … 30g
葉酸／27μg

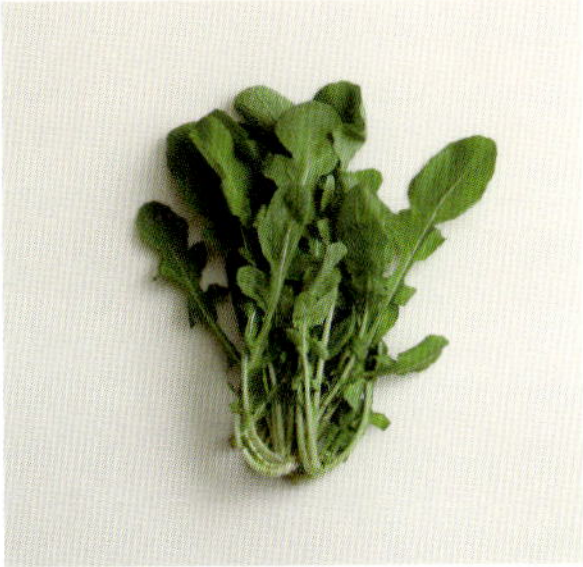

ルッコラ … 30g
葉酸／51μg

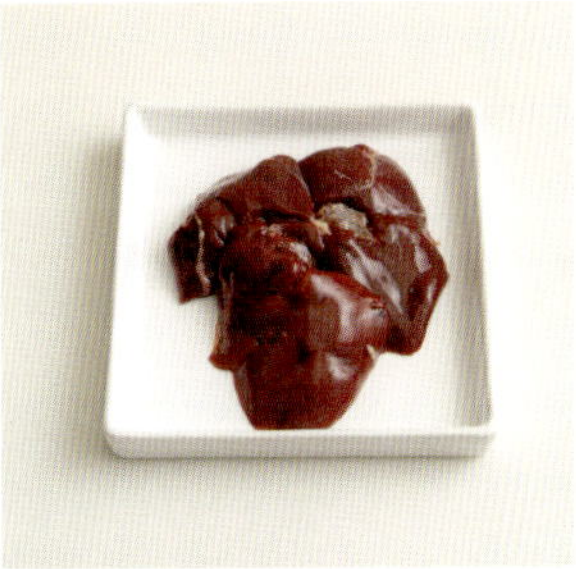

鶏レバー … 60g
葉酸／780μg

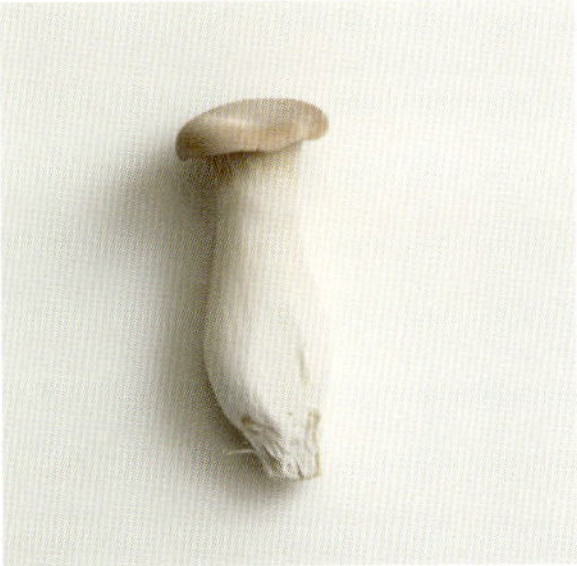

エリンギ … 30g
葉酸／24μg

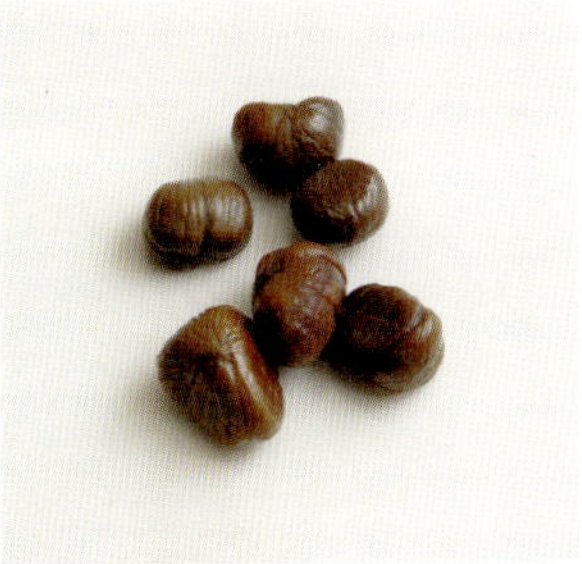

甘栗 … 40g
葉酸／40μg

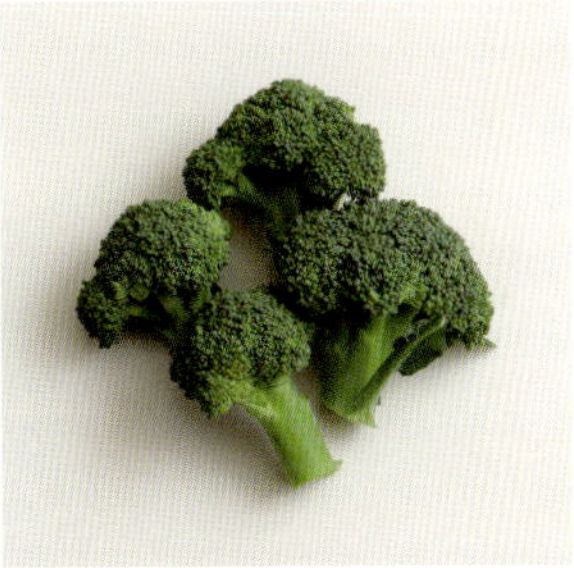

ブロッコリー … 70g
葉酸／147μg

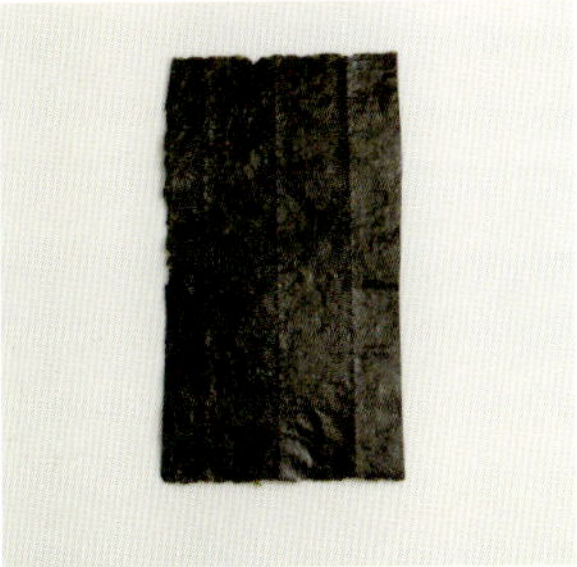

焼きのり … 1g
葉酸／19μg

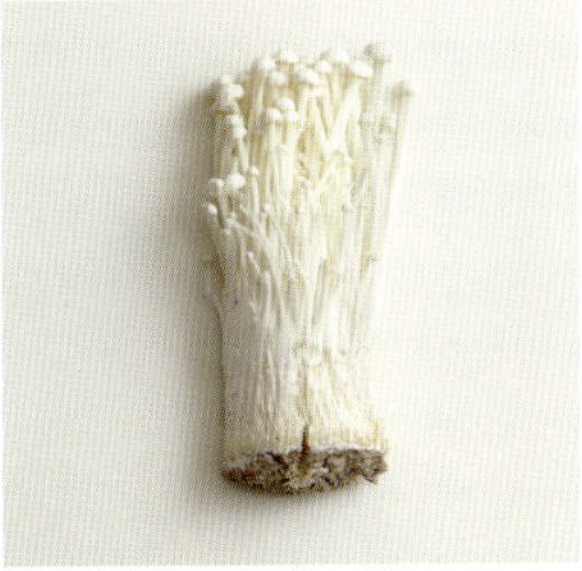

えのきだけ … 50g
葉酸／38μg

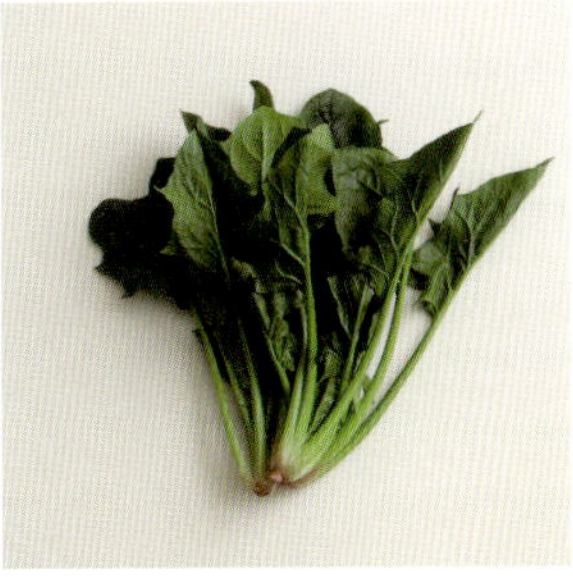

ほうれん草 … 70g
葉酸／147μg

思春期も更年期以降も いつでも葉酸をたっぷりと

葉酸は、ビタミンB群の中で9番目に発見されたからビタミンB_9とか、発見時にサル(Monkey)の抗貧血物質と認められたのでビタミンMともいいます。しかし、ほうれん草から発見されたことから、日本では葉酸という名が一般に広く普及しました。

巨赤芽球性貧血や葉酸欠乏性貧血には必要不可欠な葉酸ですが、より多くの健康効果があることがわかり、注目されています。女性にかかわることでは、妊娠前に葉酸が不足すると胎児に二分脊椎症などの先天性の神経障害を起こしやすくなるという報告があり、20代以上の女性たちには充分な葉酸摂取が必要です。また、葉酸不足の人々は動脈硬化が進み、脳梗塞や認知症を起こす確率が高いといわれます。更年期以降は女性ホルモンの保護がなくなり、徐々に動脈硬化が進むので、葉酸が含まれる食材を意識してとりましょう。

ごく普通の献立で

貧血だからといって、
極端に鉄分の多い
食事をとる必要は
まったくありません。
食べやすくておいしく、
栄養のバランスにおいても
過不足のない
ごく普通の献立で
貧血の予防や改善は
意外と簡単に
できるものなのです。

一日の献立 朝食がご飯の日

なんといっても日本人にはご飯。食べやすい胚芽米や七分づき米にするだけで、鉄分をはじめとするミネラルを自然にとることができます。朝食、夕食の主食をご飯にして、昼食を麺にした日の献立を紹介します。

朝食

良質な植物性たんぱく質である納豆に、のり。こうした定番の食材だけでも鉄分をとることができます。ビタミンCの多い大根おろしや、オクラ、キャベツなどの野菜を多めに組み合わせて、鉄分の吸収を高めましょう。

納豆としらすかけご飯

朝の定番を茶碗一つにまとめて、より手軽に。

材料［1人分］

胚芽米ご飯…150g
焼きのり…½枚
納豆…1パック（40g）
大根おろし…30g
しらす干し…大さじ1
しょうゆ…小さじ1

作り方

胚芽米ご飯を茶碗によそい、もみのりをふって納豆、大根おろし、しらすをのせ、しょうゆをかける。

オクラとわかめのみそ汁

汁物は常に実だくさんにしましょう。野菜はいんげんやブロッコリーに替えてOKです。

材料［1人分］

オクラ…3～4本（30g）
わかめ（塩蔵）…5g
だし汁…¾カップ
みそ…大さじ½

作り方

1 オクラは塩少々をまぶしてよく洗い、へたをむいて小口切りにする。わかめは塩を洗い落とし、たっぷりの水に2分ほどさらして、水気を絞って一口大に切る。
2 小鍋にだし汁を煮立て、オクラを入れてさっと煮る。
3 2にわかめを入れてみそを溶き入れ、再び煮立ったら火を止める。

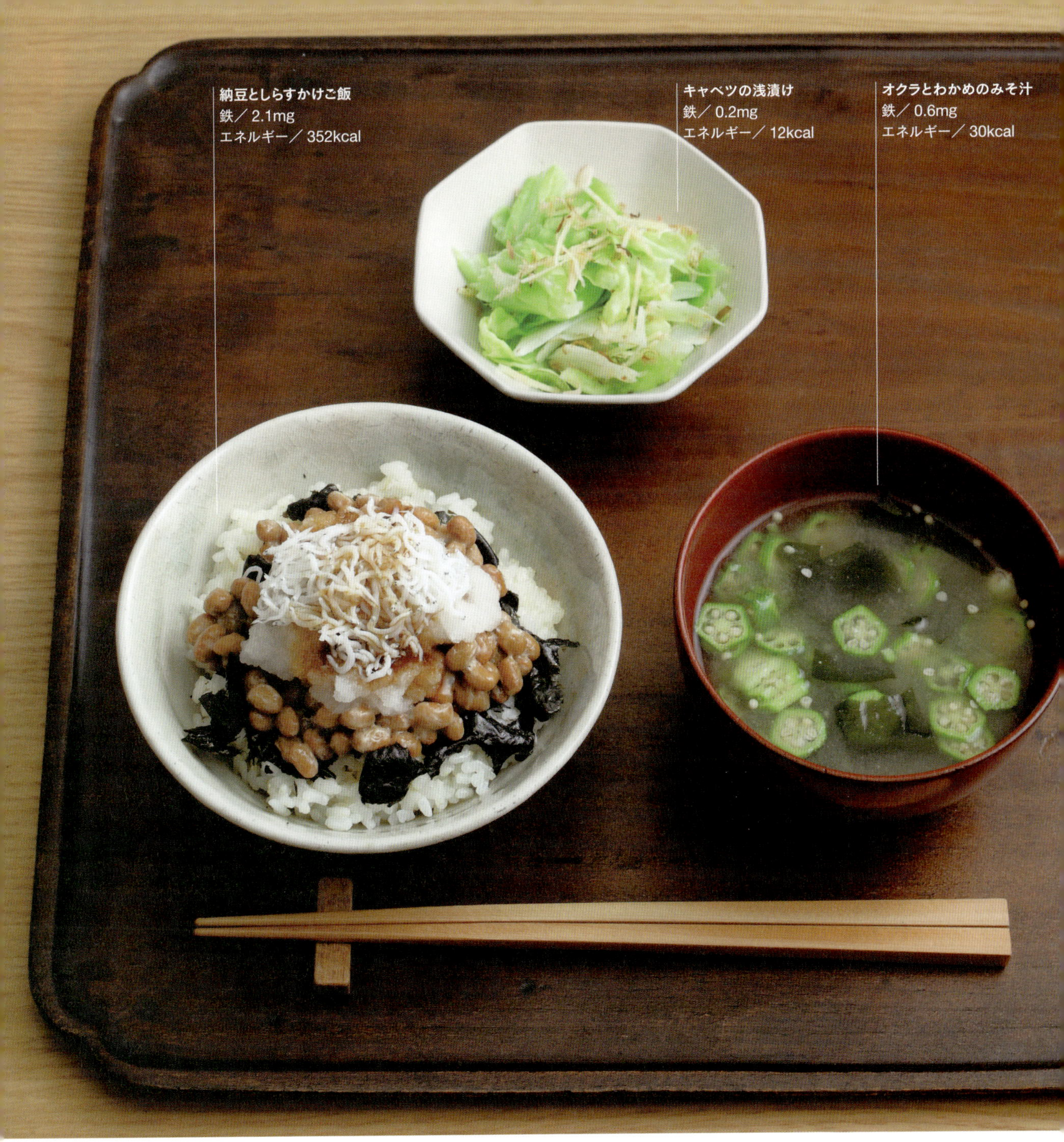
納豆としらすかけご飯
鉄／ 2.1mg
エネルギー／ 352kcal
キャベツの浅漬け
鉄／ 0.2mg
エネルギー／ 12kcal
オクラとわかめのみそ汁
鉄／ 0.6mg
エネルギー／ 30kcal

朝食の合計
鉄／ 2.9mg
エネルギー／ 394kcal

キャベツの浅漬け

電子レンジで作る即席漬けです。鉄分も多い削りがつおのうまみで、塩分が控えられ、サラダ感覚でいただけます。

材料［1人分］
キャベツ…小1枚（30g）
しょうが（せん切り）…5g
塩…ごく少々
削りがつお…1g

作り方

1　キャベツは葉をちぎり、芯を薄切りにして耐熱ボウルに入れ、ふんわりとラップフィルムをかけて、電子レンジに30秒かける。

2　1の粗熱が取れたら水気を絞り、しょうが、塩、削りがつおを混ぜる。

昼食

具がたっぷり入ったスパゲッティに、サラダやヨーグルトを添えるだけで、たんぱく質やビタミン、カルシウムまで過不足なくとれる献立に。

鶏肉と小松菜のスパゲッティ

好みの肉や野菜に替えても楽しんでいただけるレシピです。

材料［1人分］

鶏もも肉…60g
塩…ごく少々
こしょう…少々
小松菜（4㎝に切る）…70g
スパゲッティ…70g
A 水…1ℓ
　塩…小さじ1½
B にんにく（みじん切り）…½かけ
　赤とうがらし（小口切り）…½本分
オリーブ油…大さじ½

作り方

1 フライパンを火にかけ、鶏肉の皮を焼いてペーパータオルで余分な脂をふき、鶏肉を一口大のそぎ切りにして、塩、こしょうをする。
2 鍋にAを煮立て、表示どおりにスパゲッティをゆではじめる。
3 フライパンにオリーブ油を熱してBを入れ、1を戻して両面を焼き、火を止める。
4 2のゆで終り1分前に小松菜を加えて一緒にゆでる。
5 3を中火にかけて、水気をきった4を入れ、手早く炒めて仕上げる。

＊味が足りなければ塩または麺つゆを少量加える。

にんじんサラダ

せん切りが面倒なときは、ピーラーやスライサーを使っても。

材料［1人分］

にんじん（せん切り）…小⅔本分（70g）
レーズン（湯をかけてざく切り）…10g
むきぐるみ（粗みじん切り。軽くあぶる）…5g
A 油、レモン汁…各小さじ1
　塩…ごく少々
　こしょう…少々

作り方

ボウルににんじんとレーズンを混ぜ、Aをふって器に盛り、くるみを散らす。

フルーツヨーグルト

フルーツはいちごやキーウィフルーツなどでもOKです。

材料［1人分］

オレンジ…½個（100g）
ヨーグルト（加糖）…100g

作り方

オレンジは縦四つ割りにして、横1㎝幅に切り、ヨーグルトをかける。

昼食の合計
鉄／4.2mg
エネルギー／693kcal

フルーツヨーグルト
鉄／ 0.4mg
エネルギー／ 122kcal

にんじんサラダ
鉄／ 0.5mg
エネルギー／ 128kcal

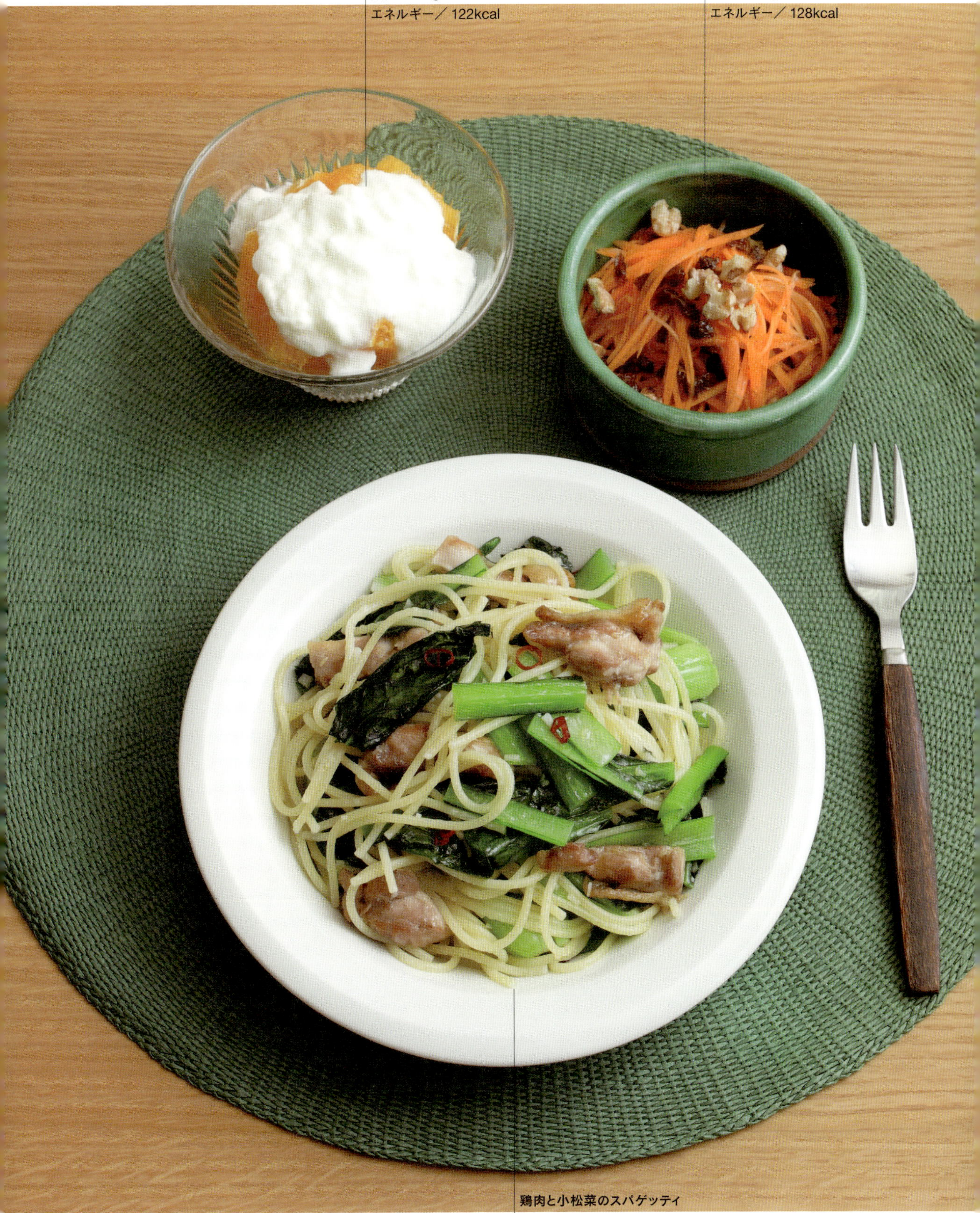

鶏肉と小松菜のスパゲッティ
鉄／ 3.3mg
エネルギー／ 443kcal

夕食

たんぱく質として朝食は納豆、昼食は鶏肉を選んだので、夕食には鮭を選んで菜の花との蒸焼きにしました。一日の中で肉、魚、大豆製品などから、偏らない食材選びが大切。菜の花は他の青菜に替えてもいいでしょう。

鮭と菜の花の蒸焼き

さっと蒸焼きにしてぽん酢でいただきます。

材料［1人分］

生鮭…1切れ（80g）
塩…ごく少々
菜の花…70g
A
- 油…小さじ½
- 塩…ごく少々

昆布（5cm角）…1枚
しょうが（薄切り）…2枚
長ねぎ（斜め切り）…½本分
B
- 酒…大さじ1
- 水…½カップ

ぽん酢…大さじ½

作り方

1　鮭は両面に塩をふって10分おき、水気をふく。菜の花は茎のかたい部分を切って水洗いをし、4cmに切ってAを混ぜる。

2　鍋に昆布を敷き、鮭を入れてしょうがをのせる。両脇に長ねぎを入れ、Bをふって中火にかける。

3　2が煮立ったらふたをし、中火弱で3分ほど加熱し、菜の花を入れ、ふたをして5分ほど蒸す。ぽん酢をかける。

温泉卵

卵も一日1個はとりたい食材。市販の温泉卵に、塩ふき昆布で調味します。

材料［1人分］

温泉卵…1個
貝割れ菜…5g
塩ふき昆布…少々

作り方

貝割れ菜は半分に切り、洗って水気をきる。これを器に盛り、温泉卵をのせ、昆布を添える。

さつまいもといんげんのごまみそあえ

でんぷん質の多いさつまいもは、電子レンジで加熱するとゆでるよりビタミン類の損失が少ないので、手間を省きたいときにおすすめです。

材料［1人分］

さつまいも（せん切り）…50g
さやいんげん…50g
A
- 白すりごま…小さじ1
- みそ、砂糖、マヨネーズ…各小さじ1

作り方

1　さつまいもは水にさらし、水気をきって耐熱皿に入れ、ふんわりとラップフィルムをかけて、電子レンジに1分20秒ほどかけて冷ます。

2　いんげんは2分ほど塩ゆでし、水にとって水気をふき、3～4cmに切る。

3　ボウルにAを混ぜて1、2をあえる。

夕食の合計
鉄／ 5.1mg
エネルギー／ 612kcal

さつまいもといんげんの
ごまみそあえ
鉄／ 1.2mg
エネルギー／ 142kcal

温泉卵
鉄／ 1.0mg
エネルギー／ 78kcal

鮭と菜の花の蒸焼き
鉄／ 2.7mg
エネルギー／ 192kcal

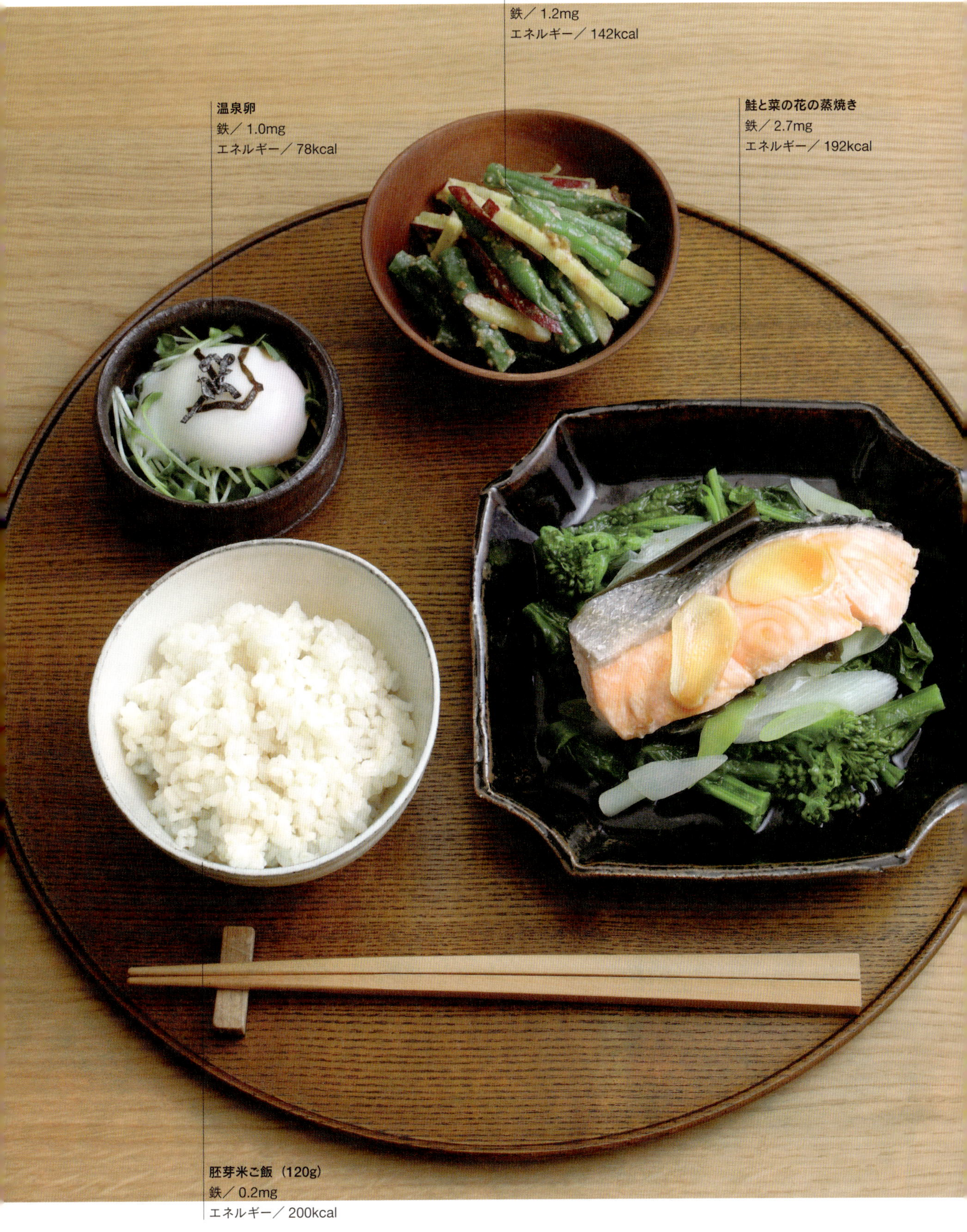

胚芽米ご飯（120g）
鉄／ 0.2mg
エネルギー／ 200kcal

一日の献立　朝食がパンの日

朝食のパンを選ぶときは、ライ麦などの雑穀が入った重いタイプのパンにするだけで、自然と鉄分などのミネラルがとれます。昼食はお弁当にご飯を、夕食はエスニック風のご飯の献立をご紹介します。

朝食

朝からしっかり野菜を食べることを習慣づけたいものです。生野菜を食べるのが負担に感じるときは、さっと炒めた野菜などのほうが食べやすく、たっぷり食べられます。

チーズトースト

チーズでカルシウムとたんぱく質を少々補います。

材料［1人分］
ライ麦パン…6枚切り1枚（60g）
ピザ用チーズ…15g

作り方
パンにチーズをのせて、オーブントースターで2～3分焼く。

目玉焼きとほうれん草のソテー

ほうれん草はもちろんですが、生のとうもろこしにも葉酸がたっぷり含まれています。

材料［1人分］
卵…1個
ほうれん草…70g
とうもろこし（生。正味）…50g
オリーブ油…小さじ1½
塩…ごく少々
こしょう…少々

作り方
1　ほうれん草は色よくゆでる（75ページ参照）。とうもろこし1本はラップフィルムを巻いて電子レンジで4分加熱する。
2　フライパンにオリーブ油小さじ1を熱し、ほうれん草ととうもろこし50g分を炒め、塩、こしょうをして器に盛る。
3　フライパンをペーパータオルでふき、残りの油を入れて目玉焼きを焼く。塩とこしょうをふって2の横に盛る。

りんご

一日に果物は100～150gを目安にいただきます。

材料と作り方［1人分］
りんご大⅓個は、芯を取って皮をむき、食べやすく切る。

カフェオレ

牛乳をたっぷりのカフェオレなら胃への負担が少ないので、朝食向きです。

材料［1人分］
牛乳、コーヒー　各½カップ

作り方
温めた牛乳といれたてのコーヒーをカップに注ぐ。

朝食の合計
鉄／3.1mg
エネルギー／527kcal

チーズトースト
鉄／ 0.4mg
エネルギー／ 219kcal

カフェオレ
鉄／ 0.0mg
エネルギー／ 74kcal

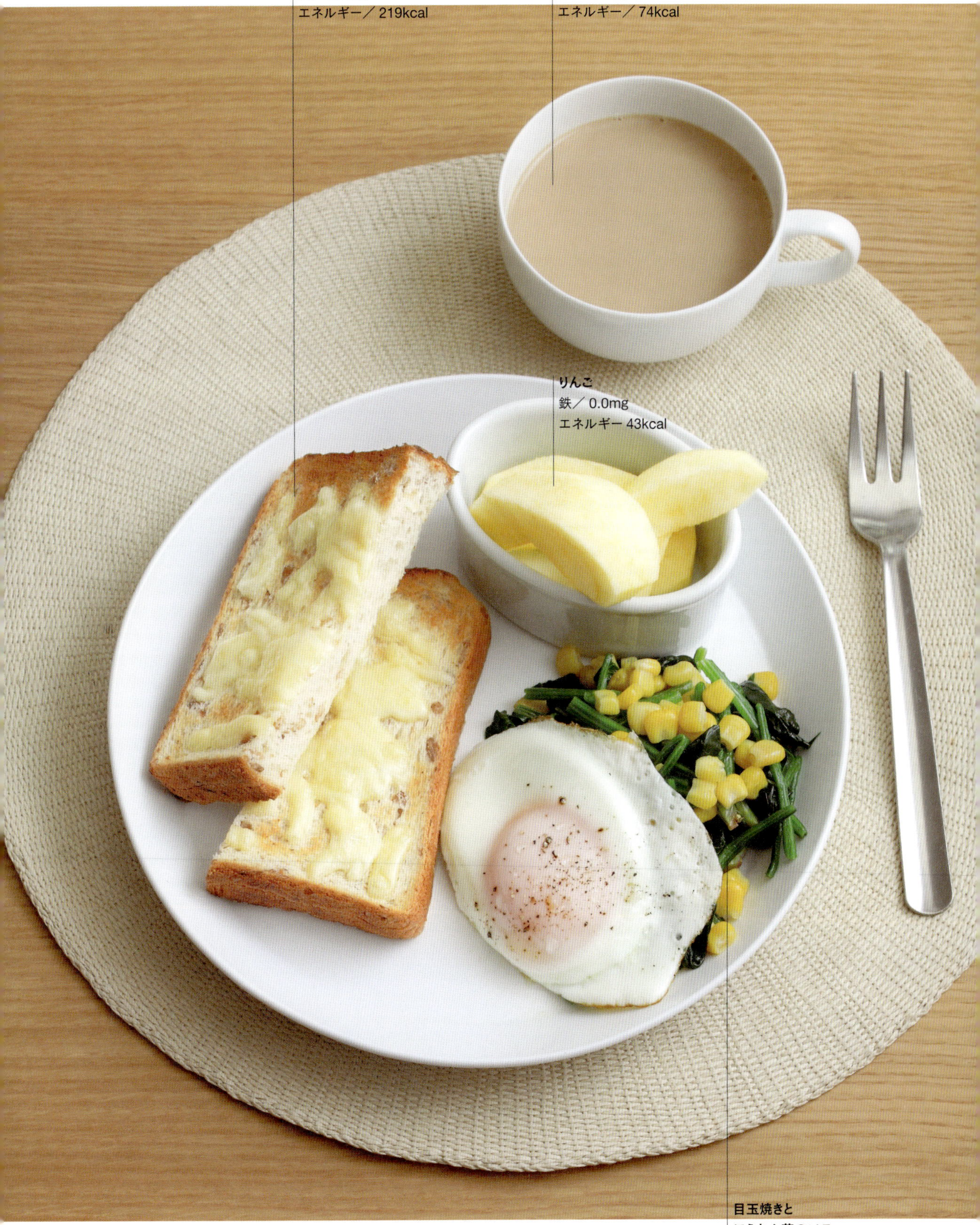

りんご
鉄／ 0.0mg
エネルギー 43kcal

目玉焼きと
ほうれん草のソテー
鉄／ 2.7mg
エネルギー／ 191kcal

昼食

手作りのお弁当こそ野菜のおかずをたっぷりと詰めましょう。また香りのいい青じそやごま、梅干しを加えてさわやかに仕上げると、ふたを開けたときに、うれしいものです。

牛肉の青じそ巻き

牛肉に青じそを巻き込んでフライパンで焼きます。串に刺すと盛りつけが決まります。

材料［1人分］

牛薄切り肉（赤身）…60g
青じそ…2枚
塩…ごく少々
こしょう…少々
A しょうゆ、みりん…各小さじ1/2
油…小さじ1/4

作り方

1 青じそは縦半分に切って重ねる。牛肉は5cm幅の縦長に切っておき、青じそをのせ、手前からくるくる巻いて四つに切り、塩、こしょうをふる。

2 フライパンに油をぬって1を並べ、ふたをして中火から弱火で焼く。返して片側も焼き、Aで調味する。

＊おろしわさびをぬってもおいしい。

蓮根としめじの梅干しあえ

電子レンジで加熱し、手早く作ります。梅干しの酸味が食欲をアップさせます。

材料［1人分］

蓮根（半月の薄切り）…50g（小1/2節分）
しめじ（ほぐす）…30g
みりん…小さじ1/2
梅干し（果肉）…小さじ1/3〜1/2

作り方

1 蓮根は酢水に浸して水気をきり、しめじと一緒に耐熱皿に入れ、みりんをふってラップフィルムをふんわりとかけ、電子レンジに1分40秒かける。

2 水気をきって、冷めたら梅干しであえる。

じゃがいもとピーマンのきんぴら

ビタミンCたっぷりのお惣菜。カレー粉少々を加えて変化をつけます。

材料［1人分］

じゃがいも（細切り）…50g
ピーマン（横にせん切り）…1個（30g）
芽ひじき（乾燥）…小さじ1
A 麺つゆ、酒…各小さじ1
　カレー粉…少々
　塩…ごく少々
オリーブ油…小さじ1

作り方

1 じゃがいもは水にさらして水気をきる。芽ひじきは水でもどして水気をきる。

2 フライパンに油を熱してじゃがいもを表面が透き通るまで炒め、ピーマン、芽ひじきを順にさっと炒めて、Aで調味する。

＊ひじきは65ページのものを利用してもいい。

昼食の合計
鉄／3.0mg
エネルギー／521kcal

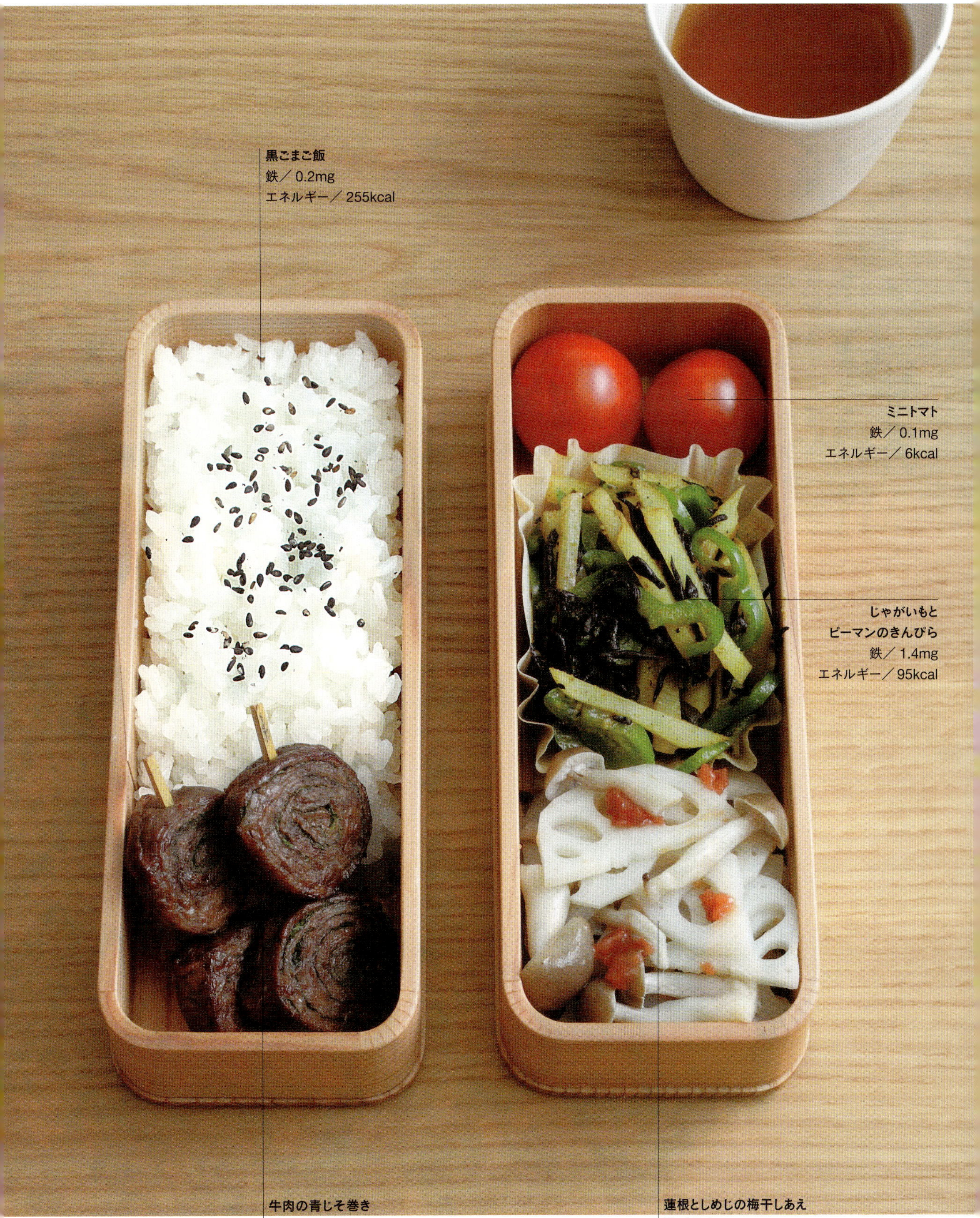

黒ごまご飯
鉄／ 0.2mg
エネルギー／ 255kcal

ミニトマト
鉄／ 0.1mg
エネルギー／ 6kcal

じゃがいもと
ピーマンのきんぴら
鉄／ 1.4mg
エネルギー／ 95kcal

牛肉の青じそ巻き
鉄／ 0.9mg
エネルギー／ 119kcal

蓮根としめじの梅干しあえ
鉄／ 0.4mg
エネルギー／ 46kcal

夕食

えびには鉄分があまり含まれませんが、良質なたんぱく源になります。
鉄分の補いとして豆腐をプラスします。
献立をトータルに見て、さまざまな食品から
少しずつ鉄分がとれることをわかっていただくために考えた献立です。

えびのスパイス焼きとアーモンドライス

しょうがやにんにくで風味よく仕上げたエスニック風の料理です。

材料【1人分】

えび（無頭）…60g（中3尾）
赤パプリカ（細切り）…30g
玉ねぎ（細切り）…30g
塩…ごく少々
A おろししょうが
　…小さじ1
　おろしにんにく…少々
　酒、オイスターソース
　…各小さじ1
オリーブ油…小さじ1
胚芽米ご飯…120g
スライスアーモンド
（軽くあぶる）…5g

作り方

1 えびは背に切れ目を入れて背わたを抜き、尾の先を切って洗い、水気をふく。
2 フライパンに油を熱し、パプリカと玉ねぎに塩をふって、さっと炒める。
3 2にえびを入れて両面を焼き、混ぜたAで調味する。
4 ご飯を器によそってアーモンドをふり、3を盛り合わせる。

豆腐のサラダ

豆腐は貧血改善におすすめのパワー食材の一つ。ぴり辛のごまドレッシングで。

材料【1人分】

木綿豆腐…100g
にんじん、サニーレタス
…各20g
A 練りごま、酢、麺つゆ
　…各小さじ1
　豆板醤…少々

作り方

1 豆腐はペーパータオルで水気をふき、一口大に。にんじんはピーラーで薄切りに。サニーレタスは一口大にちぎる。
2 1を器に盛り、混ぜたAをかける。

青梗菜ときくらげのスープ

きくらげには意外と鉄分が多く含まれています。食感が楽しい食材なので、水でもどして冷蔵しておくと便利。

材料【1人分】

青梗菜…大½株
きくらげ…4個
水…¾カップ
鶏ガラスープのもと（顆粒）
…小さじ¼
A 酒…大さじ½
　しょうゆ…小さじ½
　こしょう…少々

作り方

1 青梗菜は縦半分に切って、1cmに切る。きくらげは水でもどして石づきを取り、ちぎる。
2 鍋に分量の水、鶏ガラスープのもとを入れて火にかけ、煮立ったら青梗菜を軸から順に加え、きくらげを入れてふたをしてさっと煮る。
3 2をAで調味する。

夕食の合計
鉄／3.8mg
エネルギー／506kcal

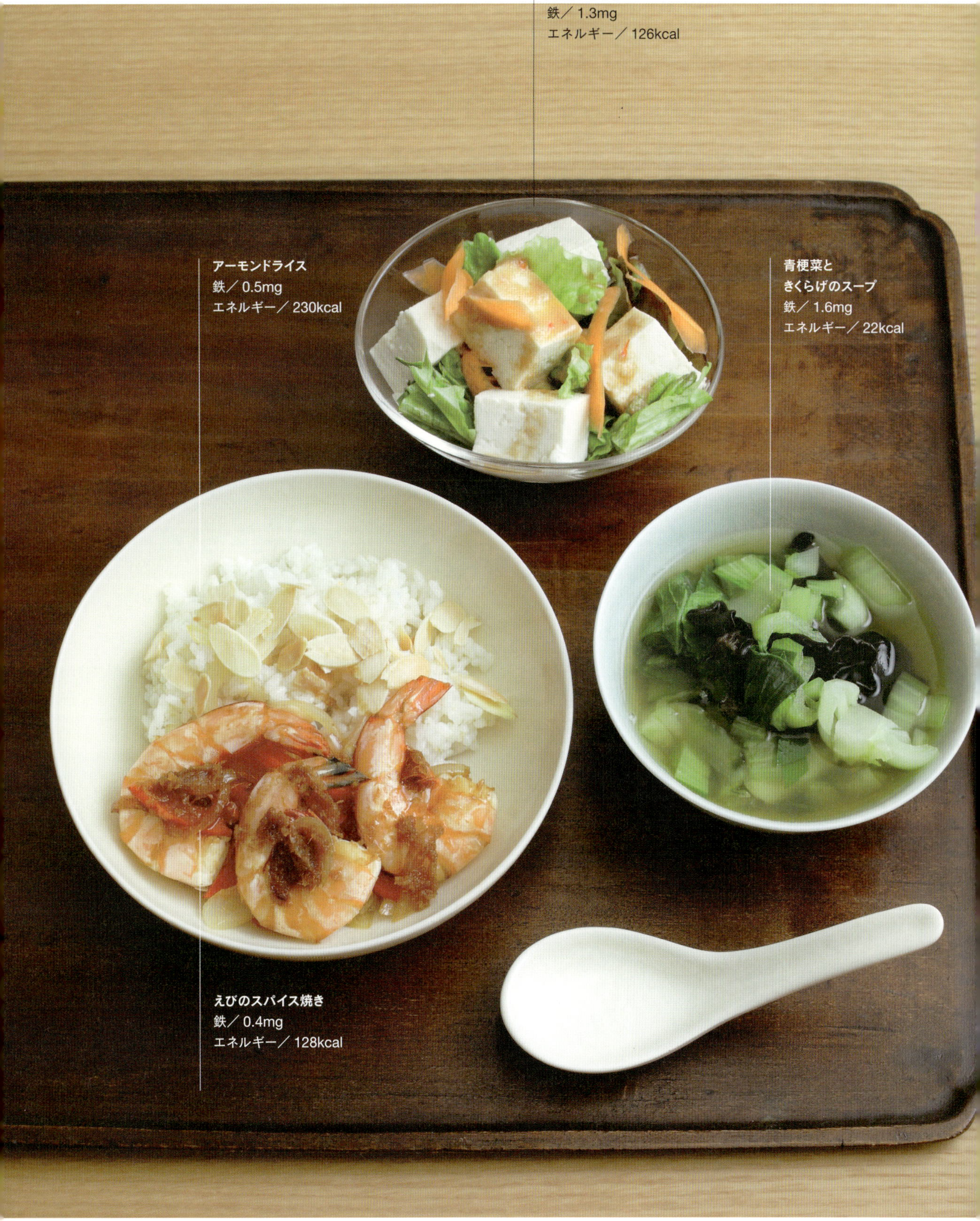

豆腐のサラダ
鉄／1.3mg
エネルギー／126kcal

アーモンドライス
鉄／0.5mg
エネルギー／230kcal

**青梗菜と
きくらげのスープ**
鉄／1.6mg
エネルギー／22kcal

えびのスパイス焼き
鉄／0.4mg
エネルギー／128kcal

パワフルプレート

パワフルプレートは、ほぼ一皿で貧血の予防と改善ができるよう組み立てた料理です。

エネルギーになる主食にたんぱく源となる食品を加え、青菜や根菜などの野菜をたっぷりと組み合わせています。

簡単に作れておいしさも抜群です。

朝食

この一杯さえとっておけば、活動的な一日を過ごすことができる、そんなワンプレートを考えてみました。

盛夏に、朝食をとらないために熱中症にかかる人がとても多いのです。

どんなに簡単でも朝食をとることを毎日心がけたいものです。

豆乳バナナシェイク

栄養価の高いきな粉とごま、さらにしょうがまで加えたパワフルドリンクです。飲み終えたころには体の内側から温まってくるでしょう。

材料［1人分］

無調整豆乳…½カップ
バナナ…½本（70g）
きな粉…大さじ1
白すりごま…大さじ1
水…½カップ
はちみつ、レモン汁…各大さじ½
おろししょうが…小さじ1

作り方

材料をすべてミキサーに入れ、攪拌する。

玄米フレークとフルーツヨーグルト

たんぱく質、ビタミン、ミネラルを含む一皿です。ナッツを食べると血行がよくなります。

材料［1人分］

玄米フレーク…40g
プレーンヨーグルト…½カップ
いちご（へたを取って四つ割り）…60g
ドライいちじく、プルーン（各小角切り）…合わせて20g
ピスタチオナッツ（皮をむく）…5粒

作り方

器に玄米フレークといちごを入れて、ヨーグルトをかけ、ドライフルーツ、ピスタチオナッツをのせる。

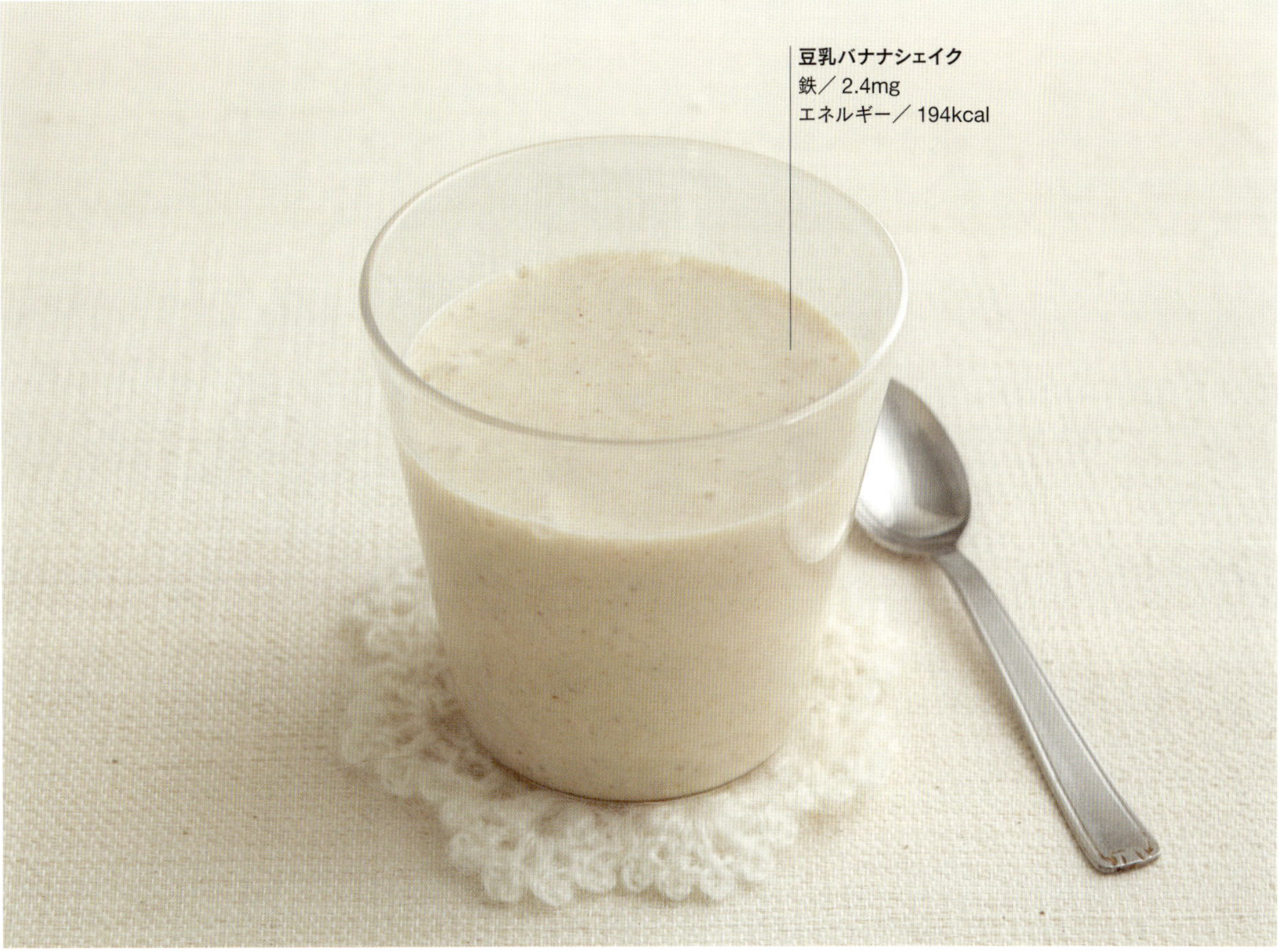

豆乳バナナシェイク
鉄／ 2.4mg
エネルギー／ 194kcal

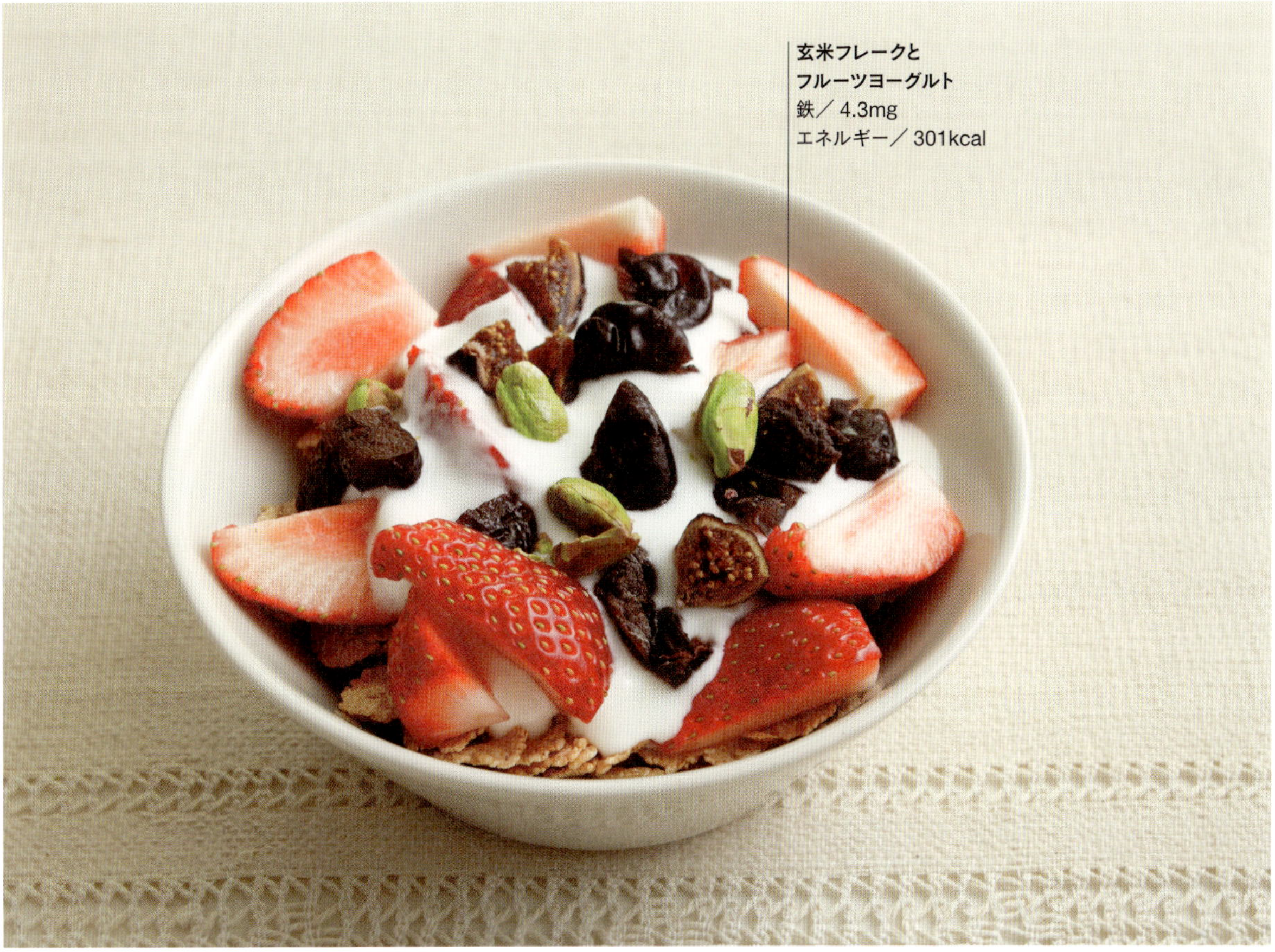

玄米フレークと
フルーツヨーグルト
鉄／ 4.3mg
エネルギー／ 301kcal

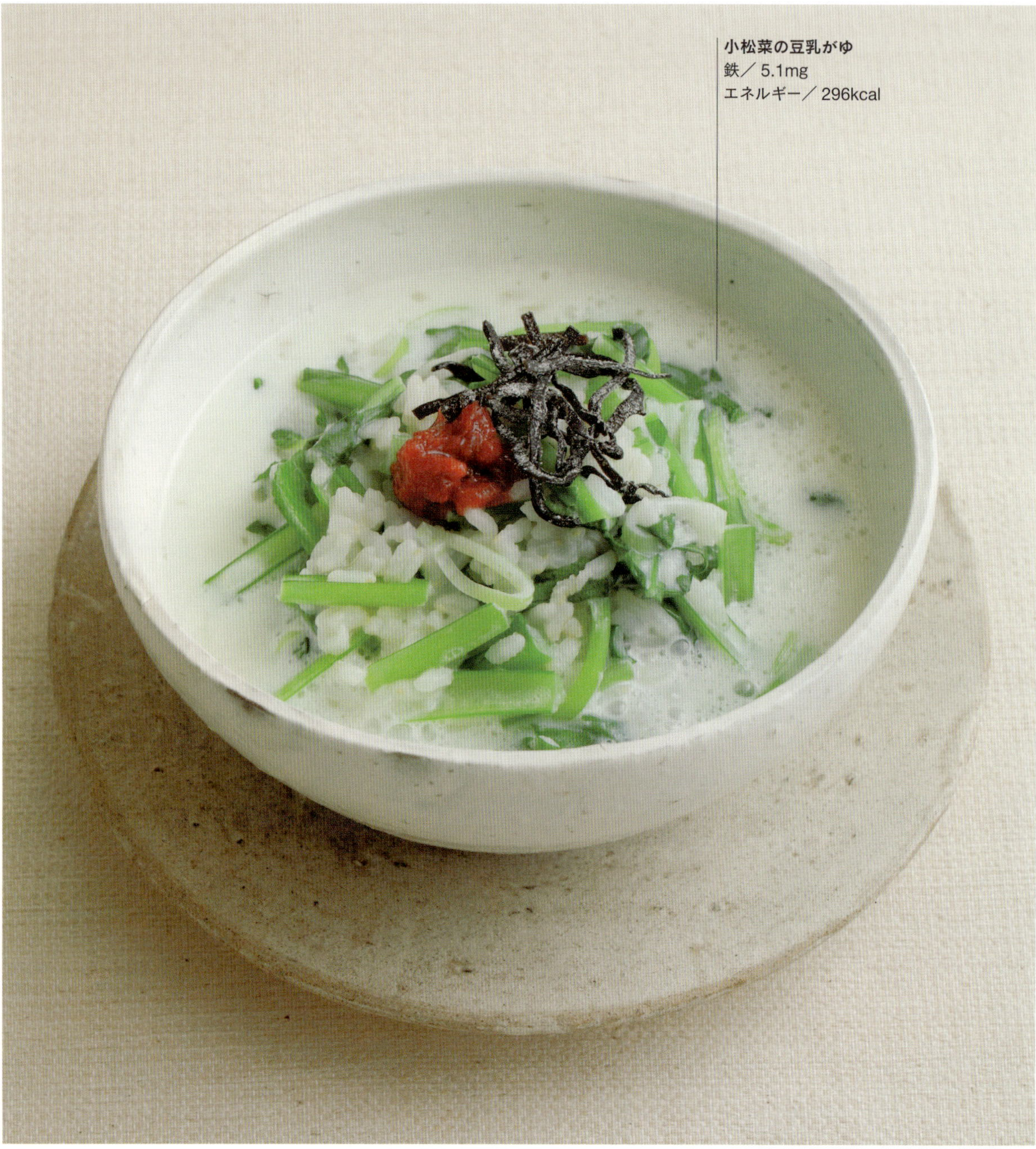

小松菜の豆乳がゆ

豆乳のやさしい味で、さらさらと食べやすく体も温まります。梅干しをアクセントに。

材料［1人分］

胚芽米ご飯…120g
水…½カップ
小松菜（2㎝に切る）…100g
長ねぎ（小口切り）…10㎝分
無調整豆乳…150㎖
塩…少々
昆布のつくだ煮（塩ふき昆布）、梅干し…各適宜

作り方

1 小鍋に分量の水、ご飯を入れて煮立て、ふたをして2〜3分煮る。

2 1に小松菜、長ねぎ、豆乳を入れて煮、煮立ったら弱火にして小松菜に好みの加減に火を通す。

3 塩で味を調えて器に盛り、昆布のつくだ煮、梅干しを添える。

五目納豆ご飯

納豆とオクラに含まれるねばねばのもとムチンは、胃の粘膜を強化してくれます。

材料［1人分］

胚芽米ご飯…120g
納豆…1パック（40g）
納豆のたれ、からし…各1袋
オクラ…5本
ミニトマト（四つ割り）…5個分
もみのり…¼枚分

作り方

1 オクラは塩少々をまぶしてこすり洗いをし、へたをむいて薄い小口切りにする。
2 小鉢に納豆を入れ、たれとからしを混ぜ、オクラ、ミニトマトを混ぜる。
3 器にご飯をよそってのりを散らし、2をのせる。

*味が足りなければ、しょうゆ小さじ½ほどを足してもいい。

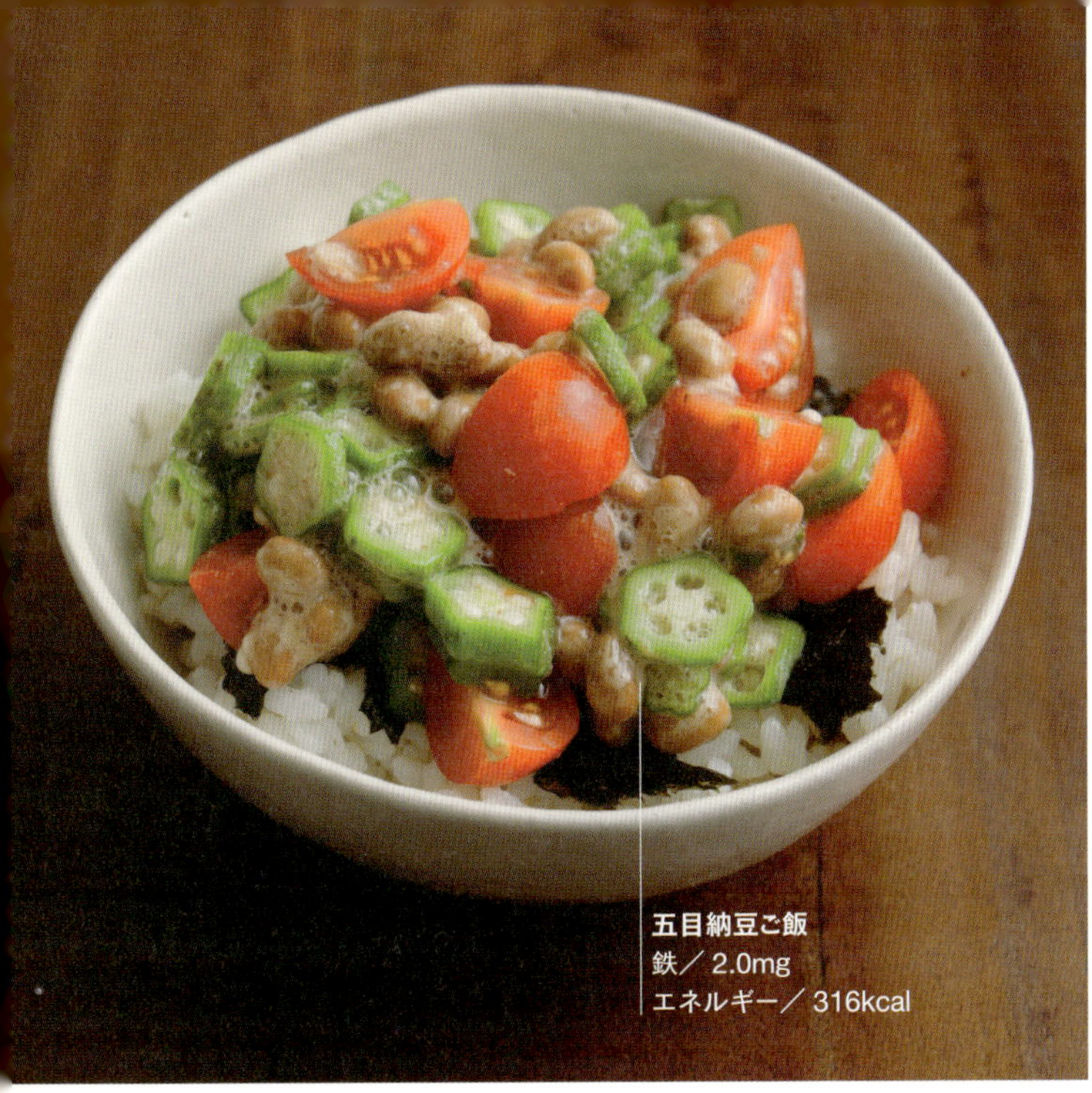

五目納豆ご飯
鉄／2.0mg
エネルギー／316kcal

落とし卵のみそ汁、胚芽米ご飯

かぶの葉は葉酸やカルシウムがたっぷりで、すぐに煮える便利な野菜です。卵入りのみそ汁は、栄養バランスも抜群。

材料［1人分］

かぶ…小1個（60g）
かぶの葉…1〜2個分（30g）
新玉ねぎ（1cm幅のくし形に切る）…¼個分
水…1カップ
ちりめんじゃこ…大さじ1
卵…1個
みそ…大さじ½強（10g）
粉ざんしょう…適宜
胚芽米ご飯…120g

作り方

1 かぶは皮ごと縦半分に切り、5〜8mm厚さに切る。葉は細かく刻む。
2 小鍋に分量の水、ちりめんじゃこ、かぶ、玉ねぎを入れて煮立て、卵を割り入れて、ふたをずらしてのせ、2分ほど煮る。
3 2にかぶの葉を加え、みそを溶き入れる。煮立ったらお椀によそい、粉ざんしょうをふる。ご飯とともに。

*玉ねぎが新でない場合は薄切りにする。

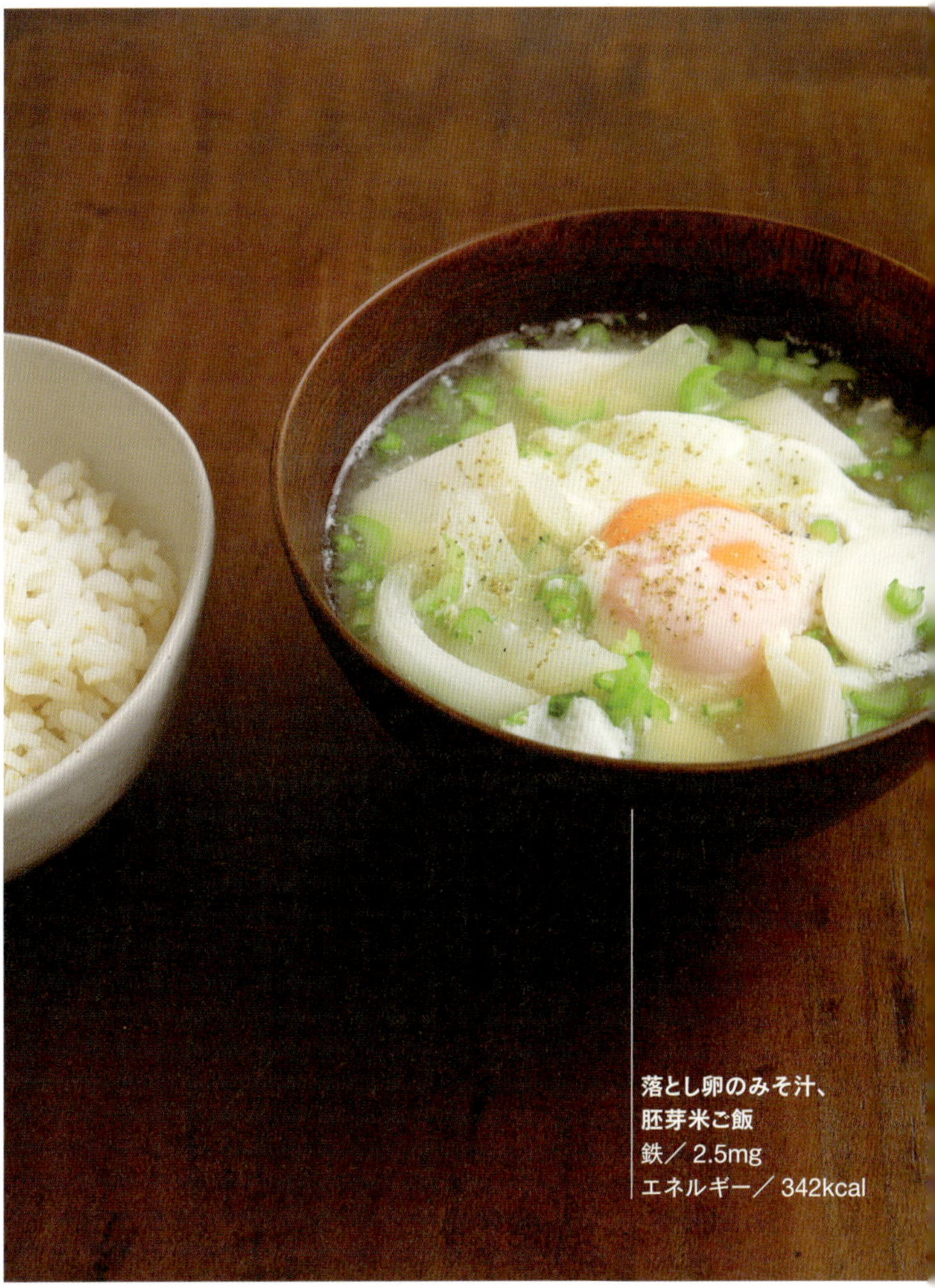

落とし卵のみそ汁、胚芽米ご飯
鉄／2.5mg
エネルギー／342kcal

昼食

手軽に作れるどんぶり物や麺を中心に、手間のかからないお弁当までを紹介します。

牛肉と青梗菜の中華風どんぶり

脂の少ない赤身肉を選べば鉄分がアップします。

材料［1人分］

- 牛もも薄切り肉（一口大に切る）…60g
- A
  - 酒…大さじ½
  - 塩…ごく少々
  - こしょう…少々
  - かたくり粉…小さじ¼
- 青梗菜…1株（150g）
- しょうが（せん切り）…1かけ分
- 長ねぎ（斜め薄切り）…10cm分
- B
  - オイスターソース、水、みりん…各小さじ1
  - しょうゆ…小さじ½
- オリーブ油…小さじ1
- 胚芽米ご飯…120g
- 粗びき黒こしょう…少々

作り方

1. 牛肉にAで下味をつける。青梗菜は四つ割りにして水で洗い、横1cm幅に切る。
2. フライパンにオリーブ油を熱し、しょうがと1の牛肉を炒め、色が変わったら青梗菜の軸を入れてふたをし、30秒ほど蒸焼きにする。
3. 2に長ねぎと青梗菜の葉を加えてさっと炒め、Bで調味してご飯にかけ、黒こしょうをふる。

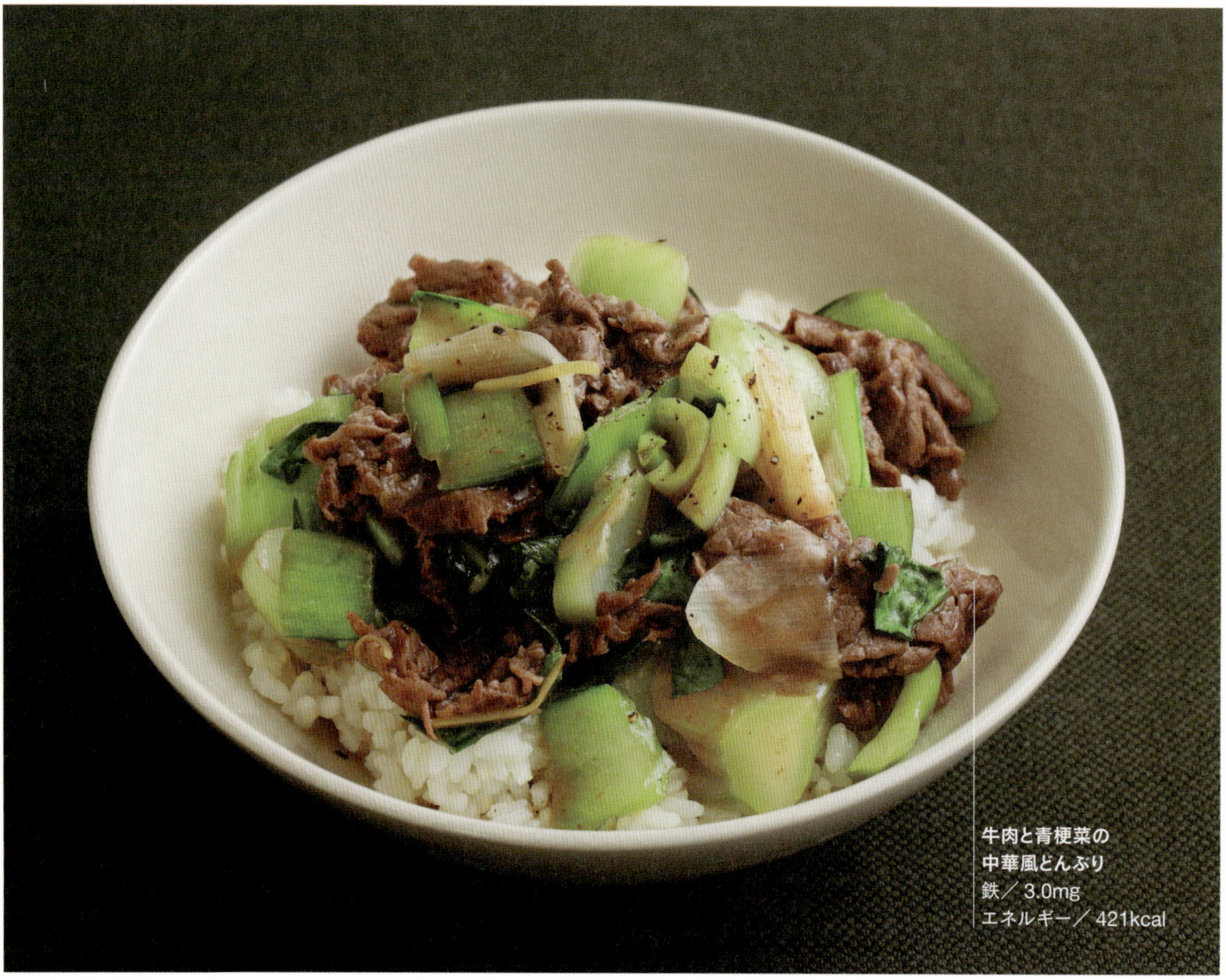

牛肉と青梗菜の中華風どんぶり
鉄／3.0mg
エネルギー／421kcal

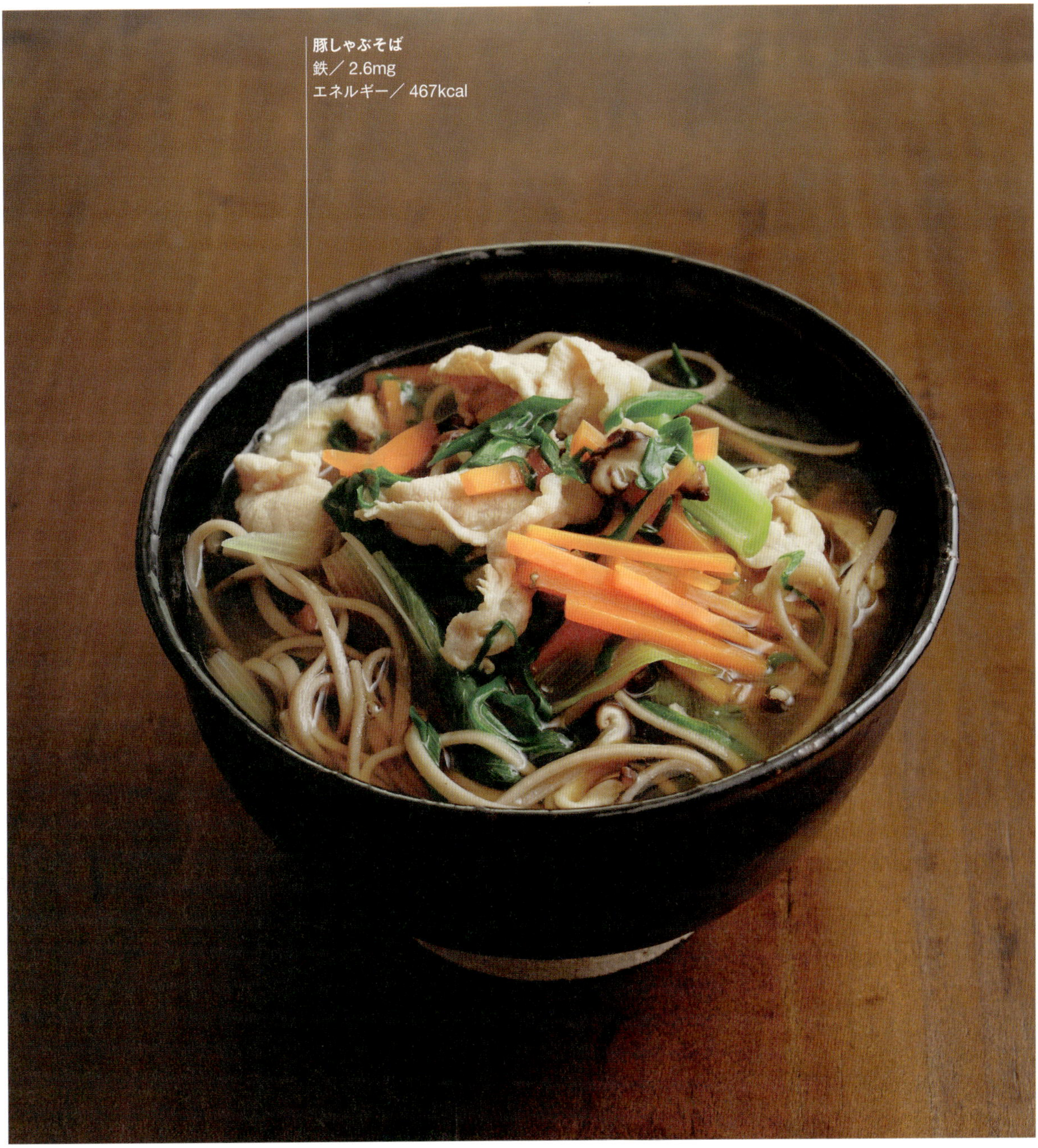

豚しゃぶそば

肉と野菜のうまみを生かして、塩分を控えめの一品に。

材料［1人分］

そば（乾燥）…70g
豚薄切り肉（しゃぶしゃぶ用）…60g
わけぎ…60g
にんじん（せん切り）…30g
しいたけ（薄切り）…2個分
A だし汁…1¼カップ
酒…大さじ1
砂糖…小さじ1
B しょうゆ…大さじ1
塩…ごく少々

作り方

1 そばはかためにゆでて洗い、水気をきる。わけぎの白い部分は5㎝長さの四つ割りに、葉は斜め薄切りにする。
2 鍋にAを煮立て、にんじん、しいたけ、わけぎの白い部分をさっと煮、続いて肉を広げながら入れ、あくをひく。
3 火が通ったらBを入れ、そばと残りのわけぎを入れて温める。

＊豚ロース肉の場合は、脂の部分を切り取って使うと、カロリーダウンに。
＊味が薄いときは七味か粉ざんしょうをふる。

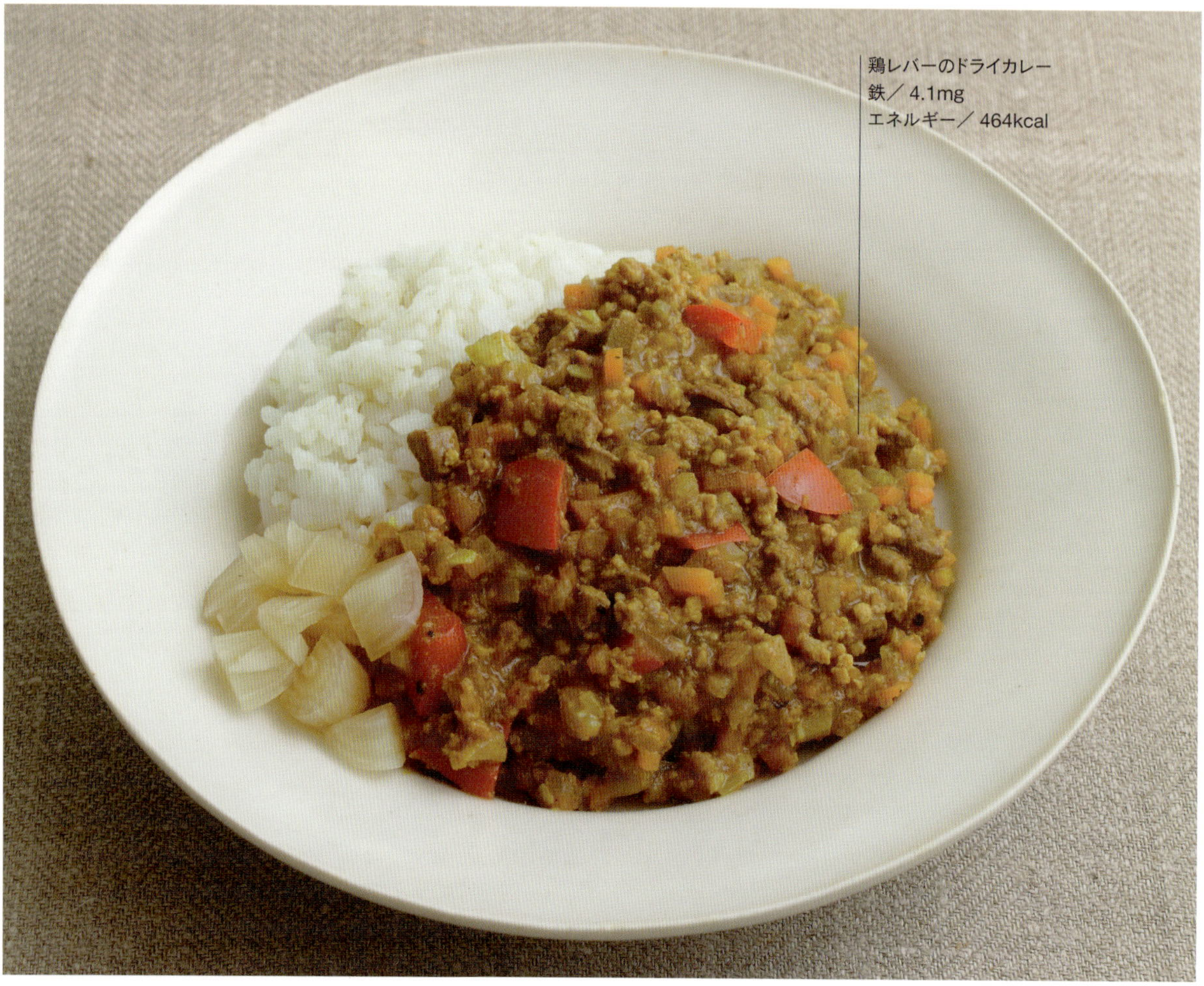

鶏レバーのドライカレー
鉄／4.1mg
エネルギー／464kcal

鶏レバーのドライカレー

普通のドライカレーに鶏レバーを混ぜるだけ。冷凍できるので、作りやすい2食分のレシピを紹介します。

材料［2食分］

鶏レバー…50g
豚ひき肉（赤身）…100g
A 玉ねぎ、にんじん、セロリ…各50g
B おろしにんにく…少々
おろししょうが…1かけ分
赤パプリカ（小角切り）…¼個分（30g）
C ケチャップ、酒…各大さじ1
塩…小さじ¼
D カレー粉…大さじ1
小麦粉…小さじ1
水…½カップ
チキンコンソメ…½個
E 塩、こしょう、カレー粉…各少々
オリーブ油…小さじ2
胚芽米ご飯（1食分）…150g

作り方

1 鶏レバーは薄い塩水に10分浸し、血合いを取って水気をふき、5㎜角に切る。
2 Aはみじん切りにして、耐熱ボウルに入れ、ふんわりとラップフィルムをかけて、電子レンジに3分かける。
3 ボウルに1、ひき肉、B、Cを入れて箸で混ぜる。
4 フライパンに油を熱して2を炒め、水分が飛んだら3を炒める。
5 4にDを入れてさっと炒め、分量の水とコンソメを入れて煮立て、一混ぜし、ふたをして弱火で3分煮る。味をみてEを混ぜる。
6 皿にご飯と盛り合わせ、好みでらっきょうを刻んで添える。

*残りはジッパーつきの保存袋に入れて冷凍庫へ。1か月の保存が目安。

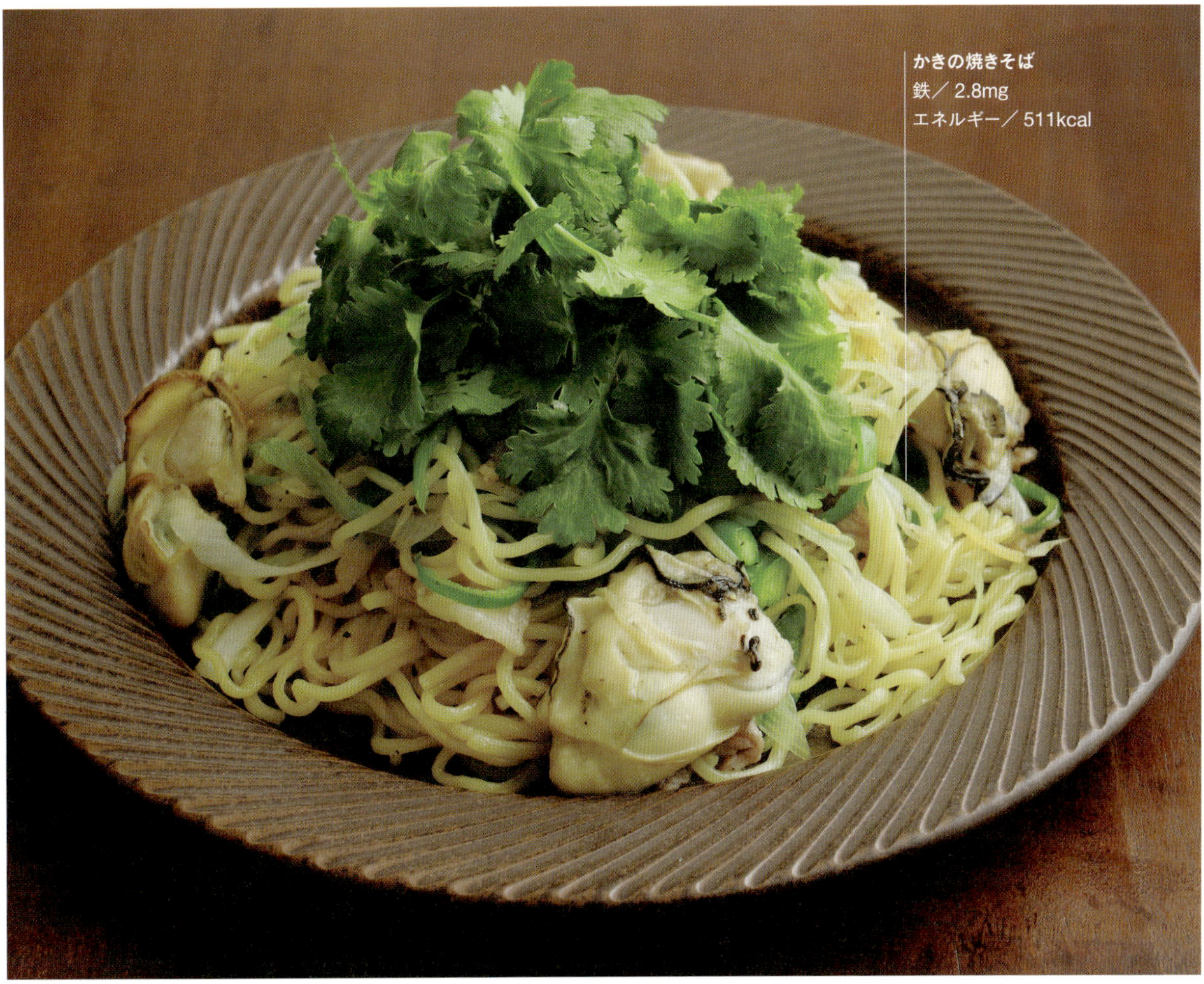

かきの焼きそば
鉄／2.8mg
エネルギー／511kcal

かきの焼きそば

栄養バランスの優れたかきに、ビタミンやミネラル豊富な香菜をたっぷりのせ、風味よく仕上げます。

材料［1人分］

焼きそば（蒸し麺）…1玉
かき…80g
豚もも薄切り肉（1cm幅に切る）…1枚（20g）
A
- 塩…ごく少々
- 酒…小さじ1

しょうが（せん切り）…1かけ分
ピーマン（せん切り）…2個分
酒…大さじ½
長ねぎ（縦半分に切って斜め薄切り）…½本分（50g）
B
- オイスターソース…小さじ1
- 黒こしょう…少々

オリーブ油…小さじ1
香菜…10g

作り方

1 麺は耐熱皿に入れ、ラップフィルムをかけて電子レンジに1分かけ、ほぐす。豚肉はAをからめる。

2 フライパンに油を熱し、しょうが、豚肉、端にかきを入れて焼く。かきがふっくらしたら上下を返し、ピーマンを炒める。

3 1を入れて酒をふり、ねぎを加えて全体を混ぜる。Bをふって、味をみて足りなければ塩少々を加えて仕上げる。

4 器に盛って香菜をのせる。

＊かきのない時期はあさりや牛肉を使っても。

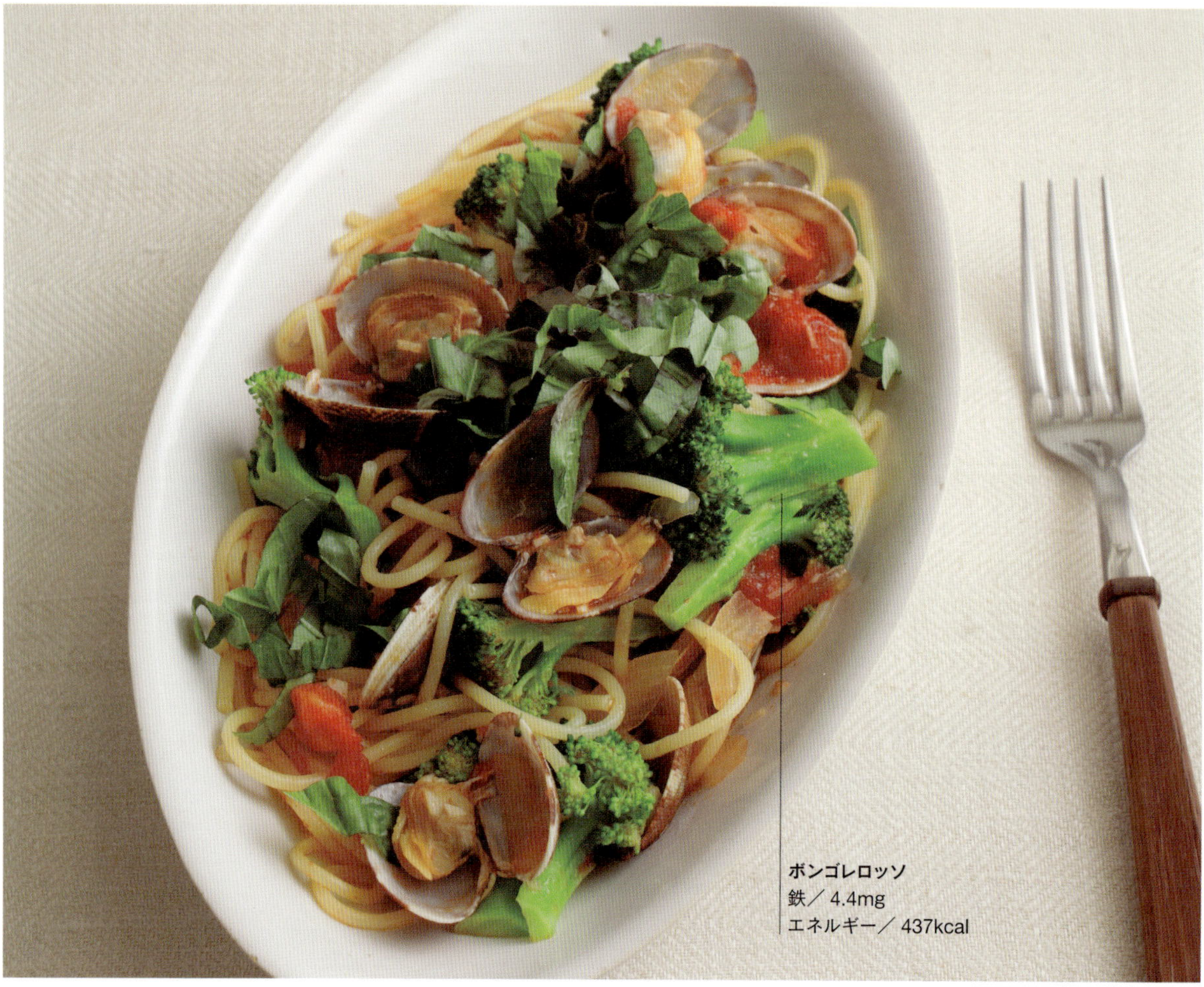

ボンゴレロッソ
鉄／4.4mg
エネルギー／437kcal

ボンゴレロッソ

あさりは鉄分が多く、調理が楽な食材なので、手間を省きたいときによく使います。うまみも、かさも出るので、満足感が得られます。

材料［1人分］

スパゲッティ（半分に折る）…70g
あさり（水1カップ＋塩小さじ1の塩水に30分浸す）…150g
ブロッコリー（小房に分ける）…50g
にんにく（みじん切り）…½かけ分
玉ねぎ（薄切り）…¼個分（50g）
トマトカット缶詰…100g
A
- 酒…大さじ1
- レモン汁…大さじ½
- チキンコンソメ…⅛個
- 塩…ごく少々

オリーブ油…小さじ2
バジル（ざく切り）…5〜6枚分

作り方

1 水1ℓに塩小さじ1を入れて熱湯を沸かし、スパゲッティをゆでる。残り1分半にブロッコリーを加え、ゆでて湯をきる。

2 フライパンにオリーブ油、にんにく、玉ねぎを入れて火にかけて炒め、流水でよく洗って水気を切ったあさり、トマト缶、Aを入れて混ぜ、ふたをして2〜3分あさりの殻が開くまで煮る。

3 2に1を入れてよく混ぜる。足りなければ塩を足し、火を止めて器に盛り、バジルを添える。

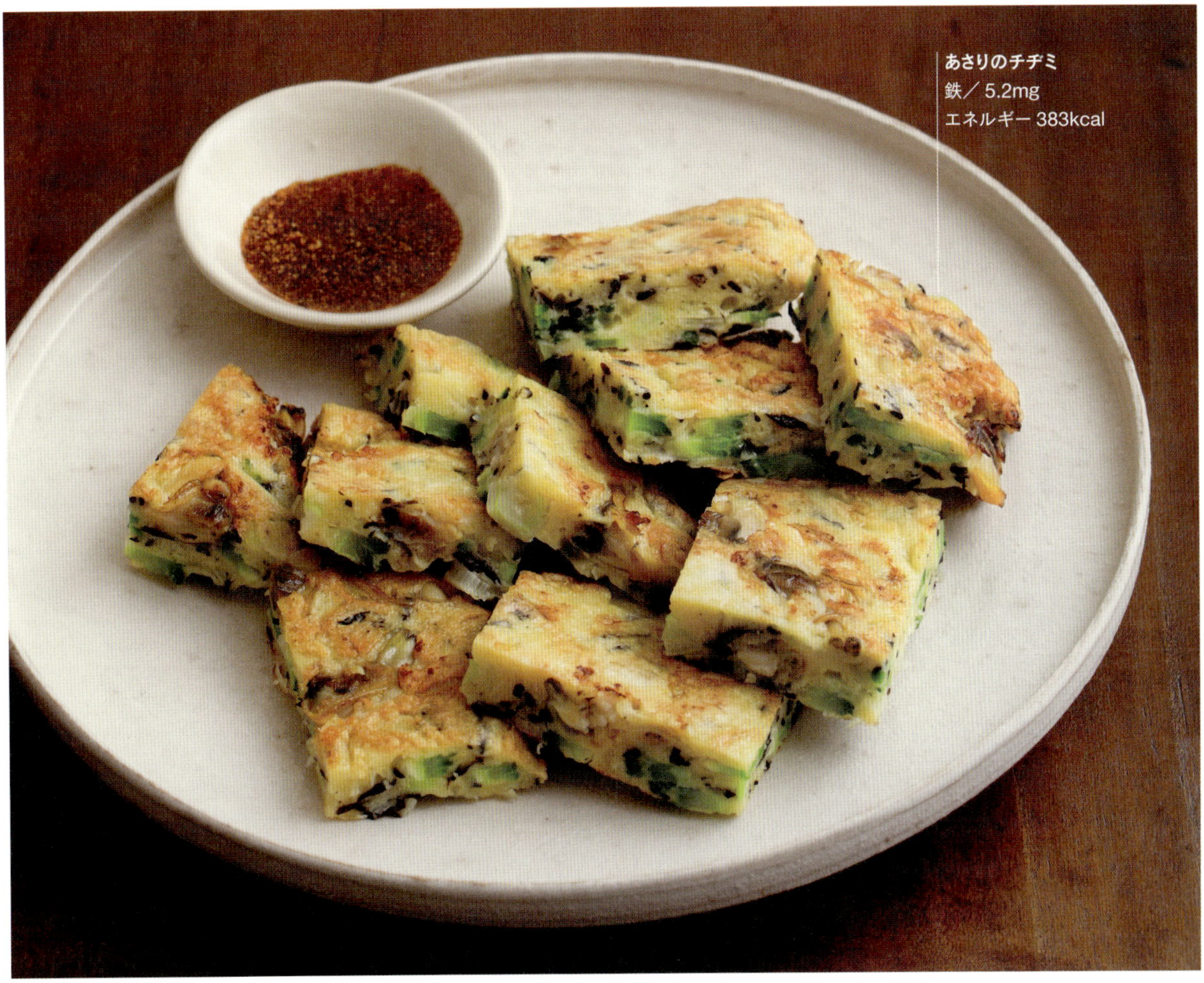

あさりのチヂミ

ボリュームたっぷりな一品。あさりは水煮缶を使ってもOK。ひじきを加えて鉄分豊富に仕上げます。

材料［1人分］

あさりのむき身…50g
酒…大さじ1

A
- 小麦粉…50g
- かたくり粉…大さじ1
- とき卵…1個分

B
- ゴーヤ（薄切り）…小¼本分（50g）
- 長ねぎ（小口切り）…10㎝分
- 芽ひじき（乾燥。水でもどす）…大さじ½

ごま油…小さじ1

C
- 酢、しょうゆ…各小さじ1
- 一味とうがらし…少々

作り方

1 あさりは水洗いして、水気をきる。

2 小鍋に1、酒を入れてふたをし、中火弱で蒸して火が通ったら、あさりを汁ごとボウルに移して冷ます。

3 別のボウルにAを入れて混ぜ、B、2を順に加えて軽く混ぜる。

4 フライパンに油を熱して3を広げ、ふたをして3分、中火から中火弱で焼く。返してふたなしで2～3分焼き、食べやすく切って、Cを混ぜたたれを添える。

＊トマトのナムルなどを一緒に食べると、さらにバランスがよくなる。

お弁当

外で働く方は、たまにはお弁当を持っていくといいでしょう。
食べる量や栄養バランスもコントロールしやすくなります。

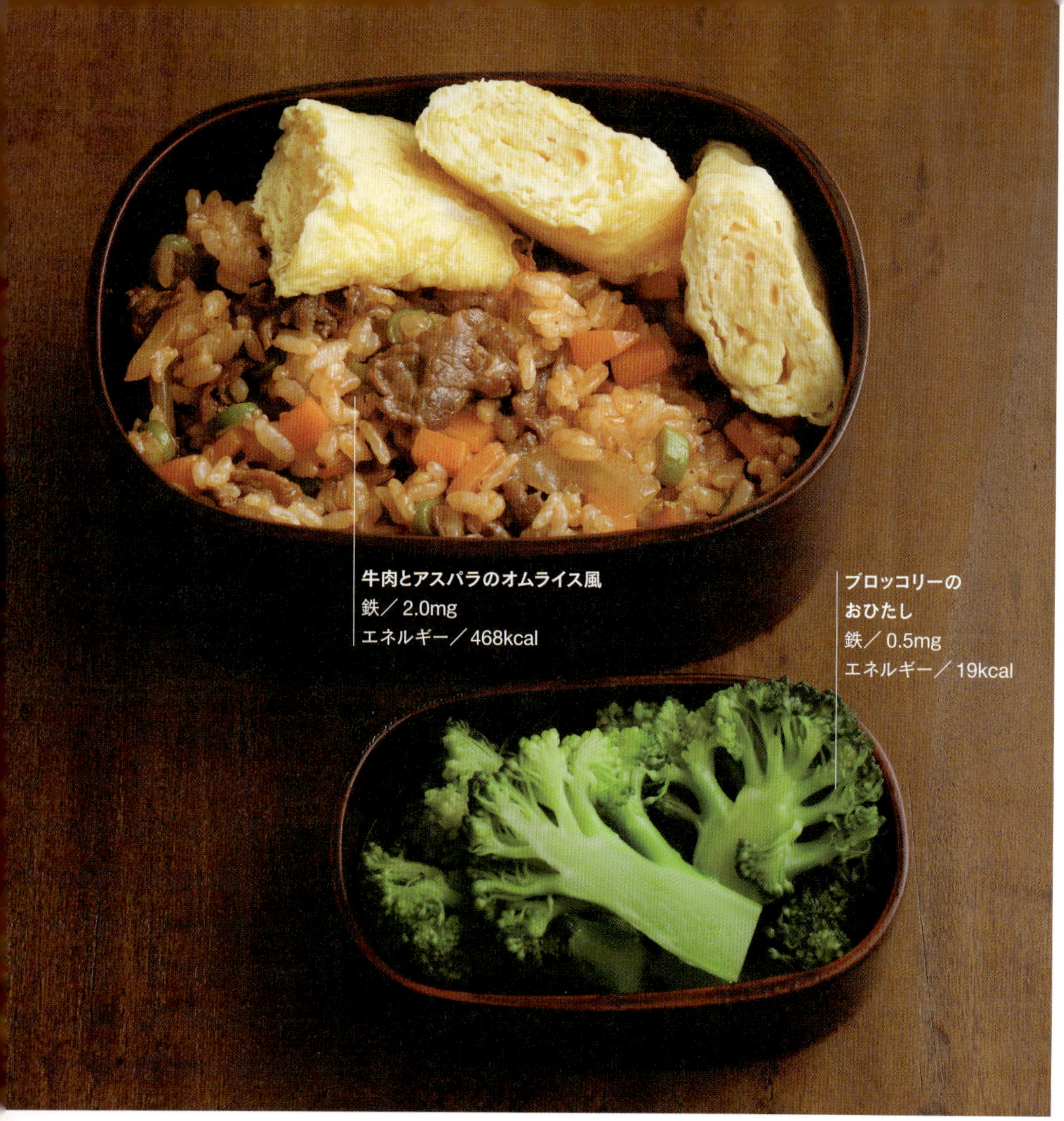

牛肉とアスパラのオムライス風
鉄／2.0mg
エネルギー／468kcal

ブロッコリーのおひたし
鉄／0.5mg
エネルギー／19kcal

牛肉とアスパラのオムライス風

ケチャップライスに、卵焼きをのせて手軽に。

材料［1人分］

- 牛赤身薄切り肉（2cm幅に切る）…40g
- A
  - 塩…ごく少々
  - 酒…小さじ1
- 玉ねぎ（みじん切り）…30g
- にんじん（小角切り）…20g
- いんげん（小口切り）…30g
- B
  - ケチャップ…大さじ1
  - しょうゆ…小さじ½
- 温かいご飯…120g
- 酒…大さじ½
- 塩…ごく少々
- こしょう…少々
- C
  - 卵…1個
  - 牛乳…大さじ½
  - 塩…ごく少々
- 油…小さじ1½

作り方

1 牛肉はAで下味をつける。フライパンに油小さじ1を入れ、玉ねぎ、にんじん、いんげんを入れてさっと炒め、ふたをして弱火で1分ほど蒸焼きにする。

2 牛肉を加えて炒め、Bを混ぜて、ご飯を入れて酒をふり、炒めて塩、こしょうで調味し、粗熱を取る。

3 ボウルにCを入れて混ぜ合わせ、洗っておいたフライパンに残りの油を熱し、卵焼きを作る。粗熱を取って食べやすく切る。

4 お弁当箱に2のケチャップライスと3の卵焼きを盛る。

ブロッコリーのおひたし

和風味が思いのほかぴったり。

材料［1人分］

- ブロッコリー（小房に分ける）…50g
- A
  - 麺つゆ…小さじ½
  - おろしわさび…少々

作り方

1 ブロッコリーは塩ゆでし、ざるに上げて冷ます。

2 Aを混ぜて、1とあえる。

＊ブロッコリーの下ごしらえは78ページ参照。

青椒肉絲とご飯

パプリカだけでなく、歯ざわりのいいもやしを加えて食べやすくしています。

材料［1人分］

温かいご飯…120g
牛もも赤身肉（焼き肉用。細切り）…40g
A
- 酒…大さじ½
- 塩…ごく少々
- こしょう…少々
- かたくり粉、油…各小さじ¼

赤パプリカ（細切り）…½個分（60g）
長ねぎ（せん切り）…5cm分
もやし…60g
しょうが（せん切り）…½かけ分
B
- しょうゆ、みりん…各小さじ1
- オイスターソース…小さじ⅓
- こしょう…少々

油…小さじ1

作り方

1 牛肉はAで下味をつける。
2 フライパンに油を熱し、しょうがと牛肉を炒め、軽く火が通ったらパプリカを炒める。
3 2に長ねぎともやしを入れて1分炒め、Bを入れて手早く炒める。器にとって粗熱を取る。

かぼちゃのごまみそあえ

ビタミンA、C、Eが豊富なかぼちゃを、お弁当の彩りに。

材料［1人分］

かぼちゃ（一口大に切る）…50g
A
- みそ…小さじ½
- みりん…小さじ1

白すりごま…小さじ1

作り方

1 耐熱皿にかぼちゃを入れ、Aを混ぜてかけ、ふんわりラップフィルムをかけて、電子レンジで1分20秒ほど加熱する。
2 1をよく混ぜて、ごまをまぶす。

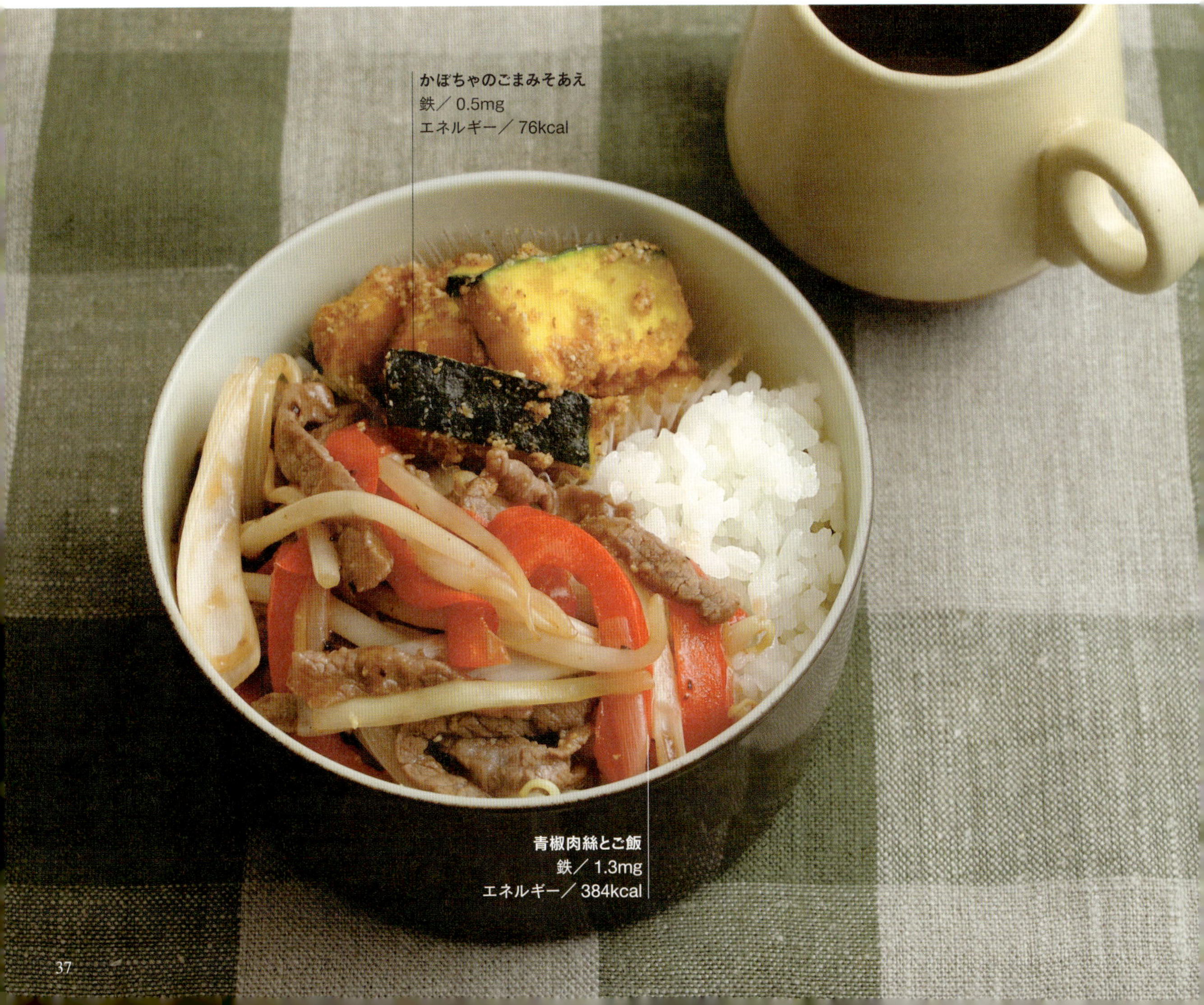

かぼちゃのごまみそあえ
鉄／0.5mg
エネルギー／76kcal

青椒肉絲とご飯
鉄／1.3mg
エネルギー／384kcal

パワフルプレート｜お弁当

卵とアスパラサンド

バターはぬらず、マヨネーズで味つけします。

材料［1人分］

全粒粉パン…小2枚（60g）
卵…1個
油…小さじ⅓
塩…ごく少々
グリーンアスパラガス
…小3本（45g）
マヨネーズ…大さじ1

作り方

1 フライパンに油を入れて熱し、卵を割り入れて黄身をつぶし、上下を返してさっと焼き、皿にとって塩をふる。

2 アスパラは下3cmを切り、下⅓の皮をむいて半分の長さに切る。塩ゆでして水にとり、水気をふく。

3 パンに薄くマヨネーズをぬり、1をのせて、またマヨネーズを細くところどころにぬり、2を並べる。マヨネーズを薄くぬったパンを重ねる。

*ラップフィルムで包んでおくと乾燥しない。

にんじんとかぶのピクルス

少し多めに漬けておくと便利です。

材料［1人分］

にんじん（5mm厚さの半月切り）
…1cm分（15g）
かぶ（くし形に切る）
…小1個分（60g）
A 酢、水…各大さじ1
　砂糖…小さじ1
　塩…少々

作り方

1 耐熱カップにAを入れて混ぜ、にんじんとかぶを入れて、ふんわりとラップフィルムをかけ、電子レンジに30秒かける。

2 上下を返し、冷めたら汁をきって盛る。

フルーツカッテージチーズ

食べる直前に混ぜます。

材料［1人分］

キーウィフルーツ（食べやすく切る）…½個分（40g）
A カッテージチーズ
　…大さじ2
　はちみつ…小さじ½

作り方

キーウィフルーツを容器に入れ、上にカップを置いてAを入れる。

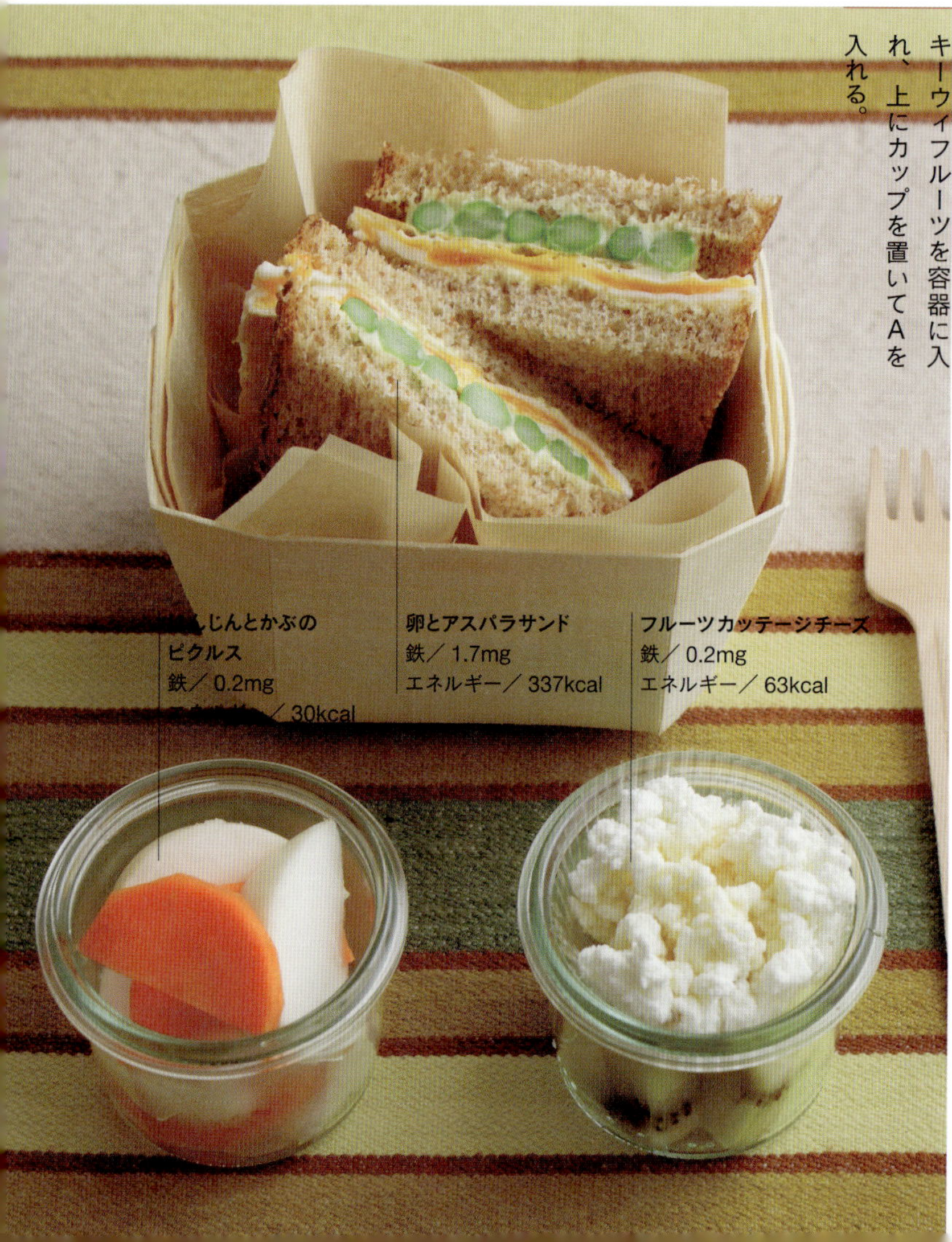
じんとかぶの
ピクルス
鉄／0.2mg
／30kcal
卵とアスパラサンド
鉄／1.7mg
エネルギー／337kcal
フルーツカッテージチーズ
鉄／0.2mg
エネルギー／63kcal

鮭ずし

市販の鮭フレークといり卵を具にした簡単ずしに、たんぱく質をはじめビタミンCや葉酸が豊富なパワフル食材、枝豆を加えています。

材料［1人分］

温かいご飯…150g

A
- 酢…小さじ2
- 砂糖…小さじ1
- 塩…少々

鮭フレーク…大さじ2

B
- 卵…1個
- みりん…小さじ1

枝豆（ゆでる。正味）…30g

しょうが（せん切り）…½かけ分

白すりごま…小さじ1

作り方

1 ご飯にAを混ぜて人肌に冷ます。

2 Bを混ぜて中火にかけたフライパンで炒め、いり卵を作る。

3 1に2、鮭フレーク、枝豆、しょうが、ごまをふって混ぜる。

ほうれん草のおかかぽん酢あえ

ぽん酢の酸味でおいしくいただけます。

材料［1人分］

ほうれん草（塩ゆでする）…70g

ぽん酢…大さじ½

削りがつお…½パック（2.5g）

作り方

ゆでたほうれん草の水気をしっかり絞ってボウルに入れ、ぽん酢と削りがつおであえる。

*ほうれん草のゆで方は75ページ参照。

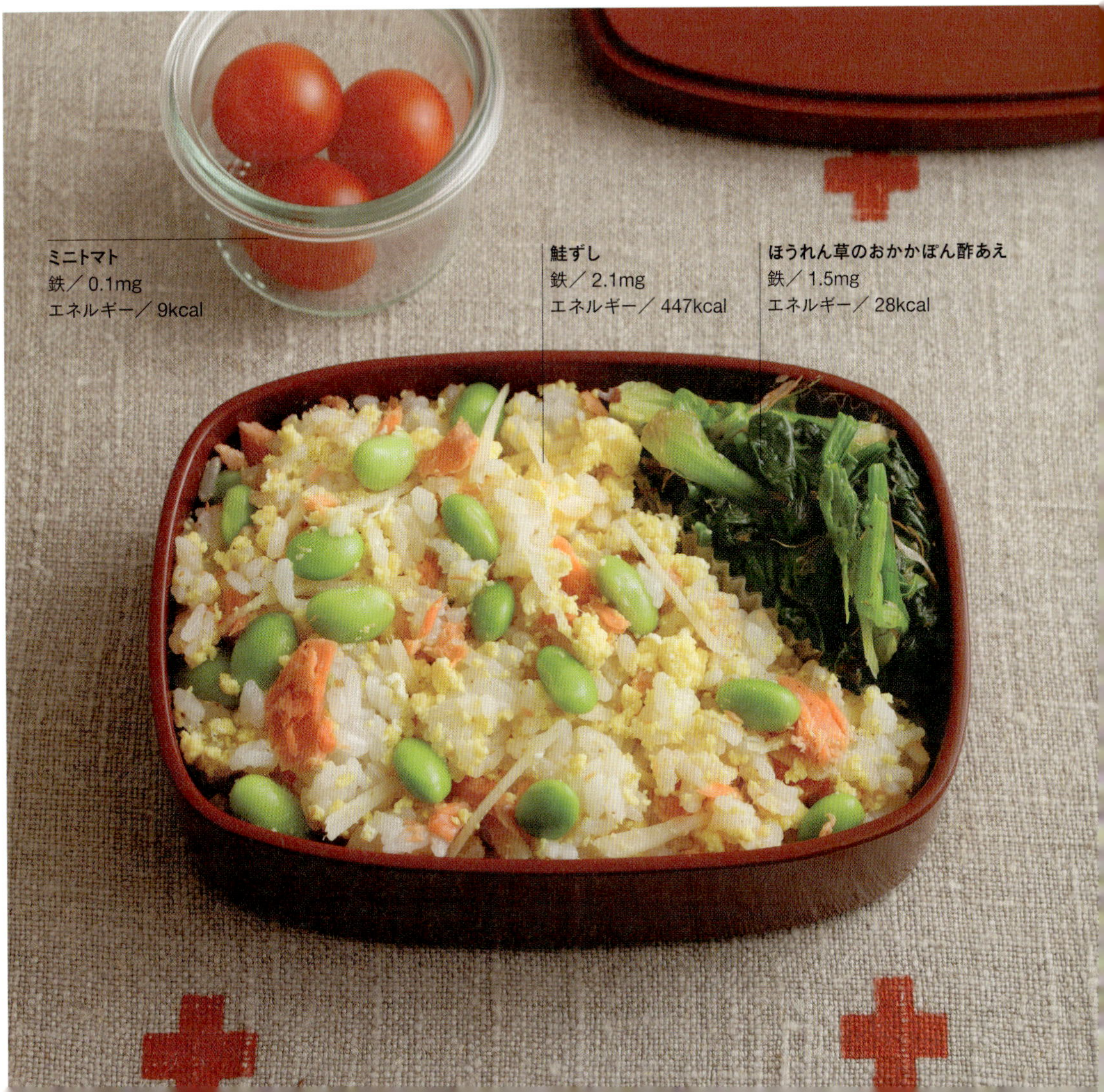

ミニトマト
鉄／ 0.1mg
エネルギー／ 9kcal
鮭ずし
鉄／ 2.1mg
エネルギー／ 447kcal
ほうれん草のおかかぽん酢あえ
鉄／ 1.5mg
エネルギー／ 28kcal

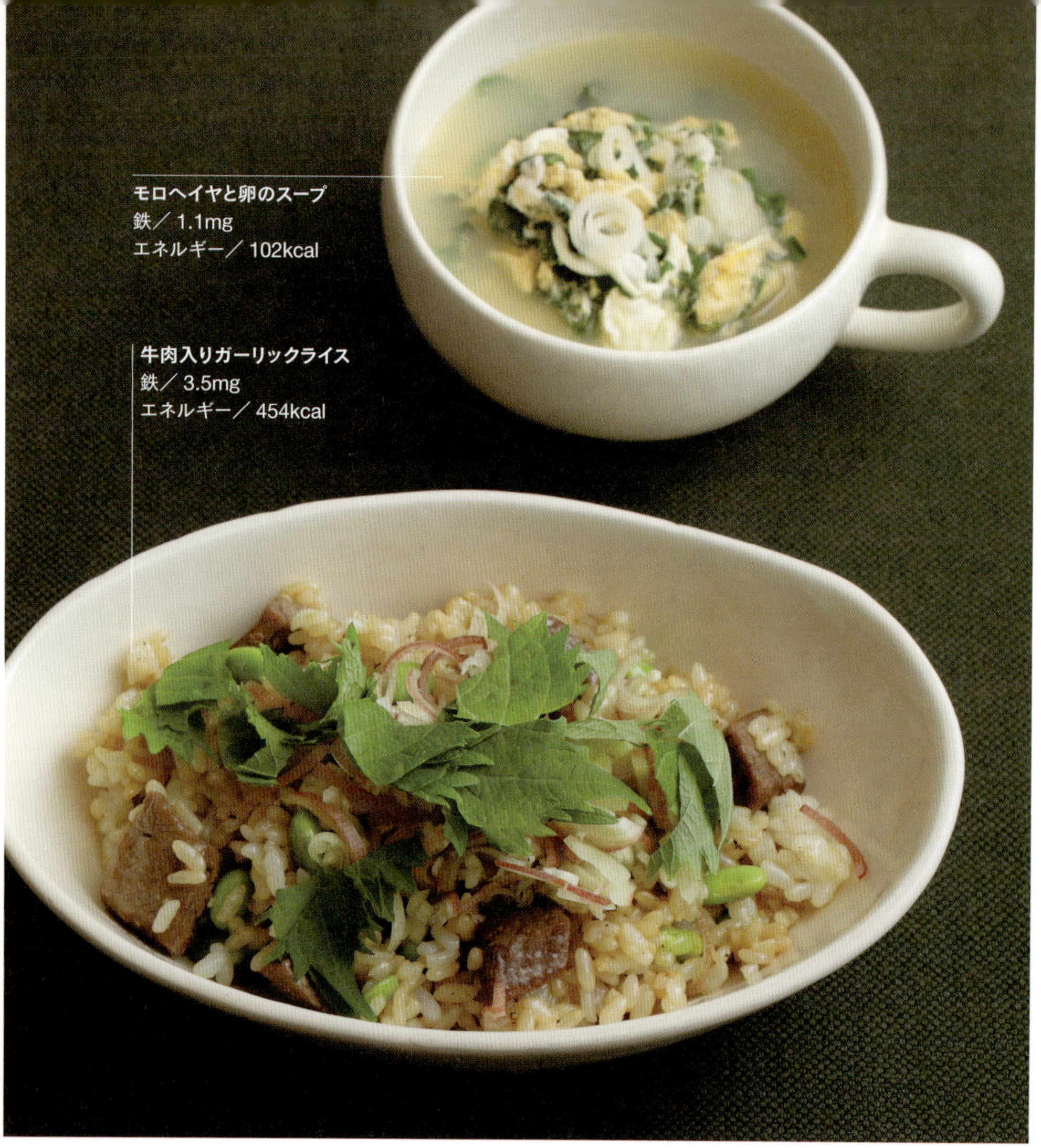
モロヘイヤと卵のスープ
鉄／1.1mg
エネルギー／102kcal
牛肉入りガーリックライス
鉄／3.5mg
エネルギー／454kcal

夕食

ゆっくり食事をとって一日の疲れを癒したいのが夕食の時間。どんぶり物には、汁物やあえ物を添えてバランスよく食べましょう。また、食卓で調理をしながら、さまざまな食材が食べられる小鍋は、鍋あとの楽しみまであって、おすすめです。

牛肉入りガーリックライス

枝豆が旬でない時期は、冷凍食品を使います。

材料［1人分］

温かい胚芽米ご飯…150g
牛ステーキ用肉（角切り）…60g
塩、粗びきこしょう…各少々
枝豆（ゆでてむく。正味）…50g
にんにく（みじん切り）…¼〜½かけ分
A しょうゆ、酒…各小さじ1強
オリーブ油…小さじ1
みょうが（縦半分に切って小口切り）…1個分
青じそ（ちぎる）…2枚分

作り方

1 フライパンにオリーブ油、にんにくを入れて中火にかけ、塩、こしょうで下味をつけた牛肉の表面をさっと焼く。

2 1にご飯、枝豆を入れて炒め、Aをふって調味する。器に盛ってみょうが、青じそを散らす。

モロヘイヤと卵のスープ

β-カロテンや葉酸たっぷりの健康野菜、モロヘイヤで作るパワフルスープです。

材料［1人分］

モロヘイヤの葉（横5㎜幅に切る）…15g
長ねぎ（小口切り）…10㎝分
A 水…¾カップ
チキンコンソメ…¼個
B 酒…大さじ½
塩、こしょう…各少々
卵…1個

作り方

1 小鍋にAを熱して、モロヘイヤと長ねぎを入れてさっと煮る。

2 Bで調味し、卵をとき入れてさっと煮る。

ピビンパ

牛そぼろ、にんじんとほうれん草のナムルに、温泉卵がのっています。栄養面からいっても過不足なく、とても充実した料理です。

材料［1人分］

温かい胚芽米ご飯…120g

A
- 牛ひき肉…60g
- しょうゆ、砂糖、酒、ごま油…各小さじ1
- おろししょうが…小さじ½

にんじん（せん切り）、もやし…各50g

B
- 長ねぎ（みじん切り）…大さじ1
- ごま油…小さじ½
- 塩、こしょう…各少々

ほうれん草…50g

C
- しょうゆ…小さじ½
- 白すりごま…小さじ1

温泉卵…1個

韓国のり…2枚

作り方

1 小鍋にAを入れて混ぜてから中火にかけ、箸で混ぜて汁気がなくなるまでいる。

2 鍋に水1½カップ、塩小さじ½を熱し、にんじんともやしを入れ、1分ほどゆでてざるに広げ、冷ます。続いて4cmに切ったほうれん草をさっとゆで、冷水にとって冷まし、水気をしっかり絞る。

3 にんじんともやしはBであえ、ほうれん草はCであえる。

4 器にご飯をよそい、3と1を順にかけて、温泉卵をのせ、韓国のりを散らす。

＊好みで少量のコチュジャンやキムチを添えて。

わかめスープ

カットわかめはもどさず加えて手軽に。香りのいいセロリも加えてさっぱりと仕上げます。

材料［1人分］

A
- カットわかめ…小さじ1（1g）
- 長ねぎ（小口切り）…10cm分
- セロリ（4cm長さの薄切り）…30g

B
- 水…¾カップ
- 鶏ガラスープのもと…小さじ¼

C
- 酒…大さじ½
- しょうゆ、こしょう…各少々

ごま油…小さじ¼

作り方

1 鍋にBを煮立て、Aを入れてさっと煮、Cで味を調える。

2 器によそってごま油をたらす。

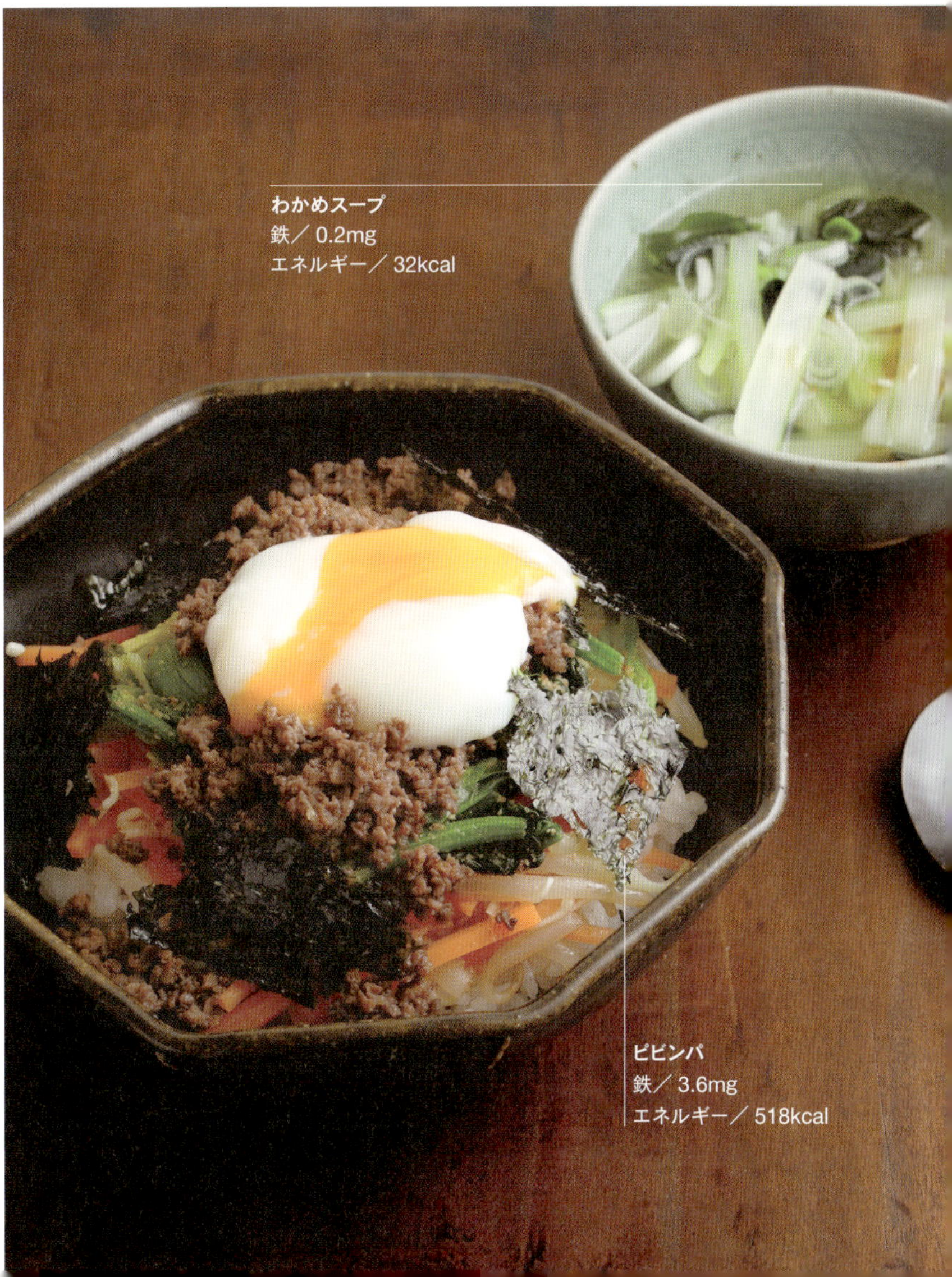

わかめスープ
鉄／0.2mg
エネルギー／32kcal
ピビンパ
鉄／3.6mg
エネルギー／518kcal

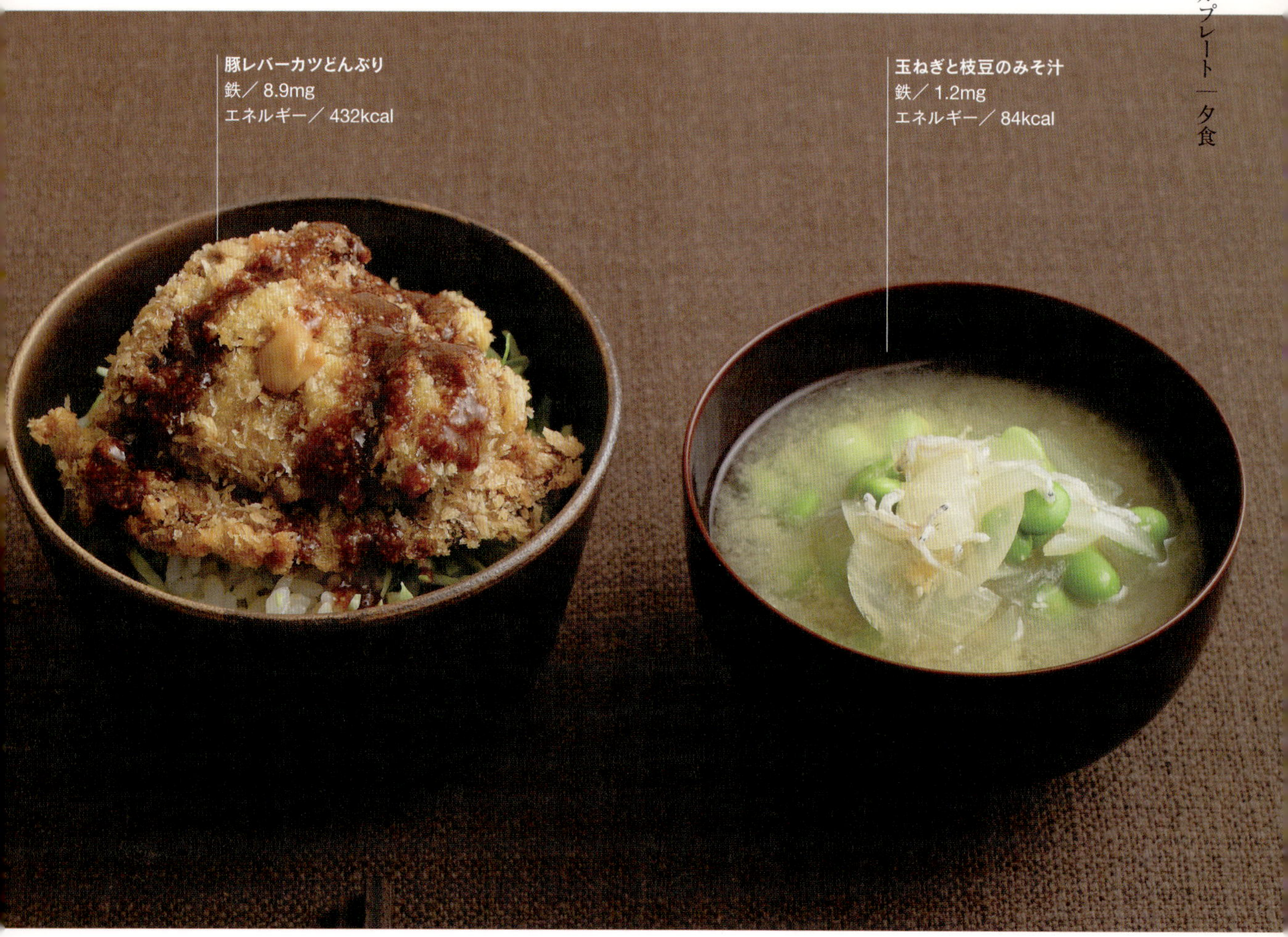
豚レバーカツどんぶり
鉄／8.9mg
エネルギー／432kcal
玉ねぎと枝豆のみそ汁
鉄／1.2mg
エネルギー／84kcal

豚レバーカツどんぶり

ほのかなカレー風味でレバーのくせをやわらげます。

材料［1人分］

温かい胚芽米ご飯…120g
キャベツ（せん切り）…1枚分（50g）
豚レバー（薄切り）…60g
塩、こしょう…各少々
A てんぷら粉、水…各大さじ1½
　カレー粉…小さじ¼
パン粉…適宜
揚げ油…適宜（高さ2cm）
B 中濃ソース…大さじ1
　白すりごま…大さじ½
溶きがらし…少々

作り方

1 レバーは薄い塩水に10分浸して水気をふく。片面だけ塩、こしょうをして、混ぜたAをつけて、パン粉をまぶす。
2 鍋に揚げ油を熱し、175℃で1を1分ほど揚げて、油をきる。
3 器にご飯とキャベツを混ぜて盛り、2をのせ、混ぜたBをかけてからしを添える。

玉ねぎと枝豆のみそ汁

ちりめんじゃこがだしになり、野菜の甘さを引き立てます。

材料［1人分］

玉ねぎ（薄切り）…¼個分（50g）
A 水…¾カップ
　ちりめんじゃこ…大さじ1
枝豆（ゆでてむく。正味）…30g
みそ…大さじ½弱（8g）

作り方

1 小鍋に玉ねぎとAを入れて煮立て、ふたをして弱火で2分ほど煮る。
2 1に枝豆を入れて温め、みそを溶き入れて、温まったら火を止める。

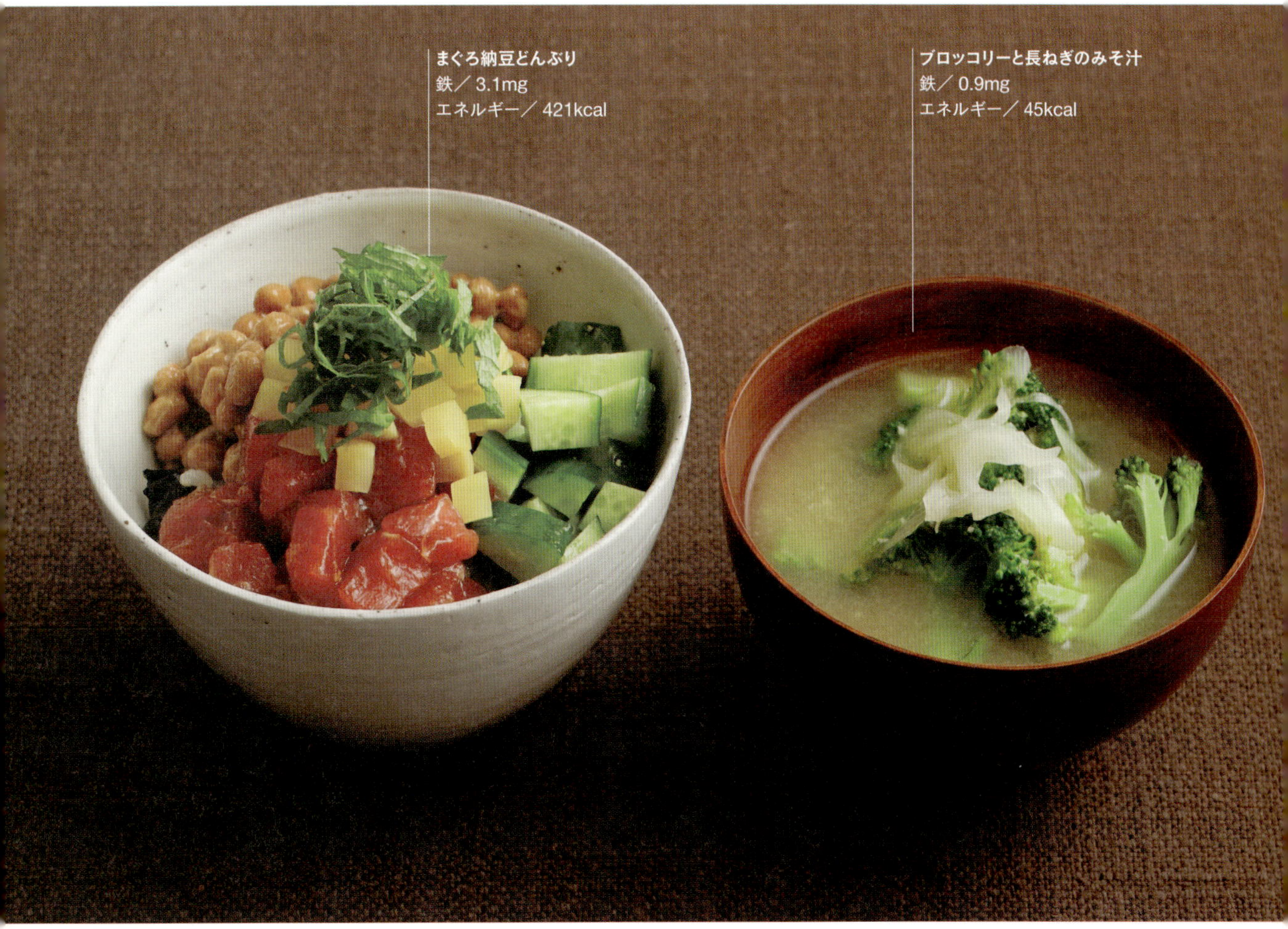

まぐろ納豆どんぶり
鉄／ 3.1mg
エネルギー／ 421kcal
ブロッコリーと長ねぎのみそ汁
鉄／ 0.9mg
エネルギー／ 45kcal

まぐろ納豆どんぶり

たくあんやきゅうりの食感で変化をつけます。

材料［1人分］

温かい胚芽米ご飯…150g

A 酢…小さじ2
　砂糖…小さじ1
　塩…小さじ⅕

まぐろの赤身（角切り）…50g

B しょうゆ…小さじ½
　みりん…小さじ¼
　おろしわさび…少々

納豆…1パック（40g）

しょうゆ…小さじ⅓

たくあん（洗ってみじん切り）…15g

きゅうり（四つ割りを横5㎜幅に切る）…½本分

もみのり…¼枚分

青じそ（せん切り）…2枚分

作り方

1 合わせたAをご飯に混ぜて人肌に冷まし、どんぶりに盛る。

2 まぐろはBで下味をつけ、納豆はしょうゆを混ぜる。

3 1にのりを散らし、具を彩りよく盛ってしそを添える。

ブロッコリーと長ねぎのみそ汁

ブロッコリーをアスパラガスやカリフラワーに替えてもOK。煮すぎないよう注意します

材料［1人分］

ブロッコリー（小さく切る）…50g

長ねぎ（斜め薄切り）…⅓本分

だし汁…¾カップ

みそ…大さじ½

作り方

1 だし汁を煮立ててブロッコリーを入れ、ふたをして弱火で1分ほど煮る。

2 長ねぎを加えてさっと煮、みそを溶き入れて温める。

*ブロッコリーの下ごしらえは78ページ参照。

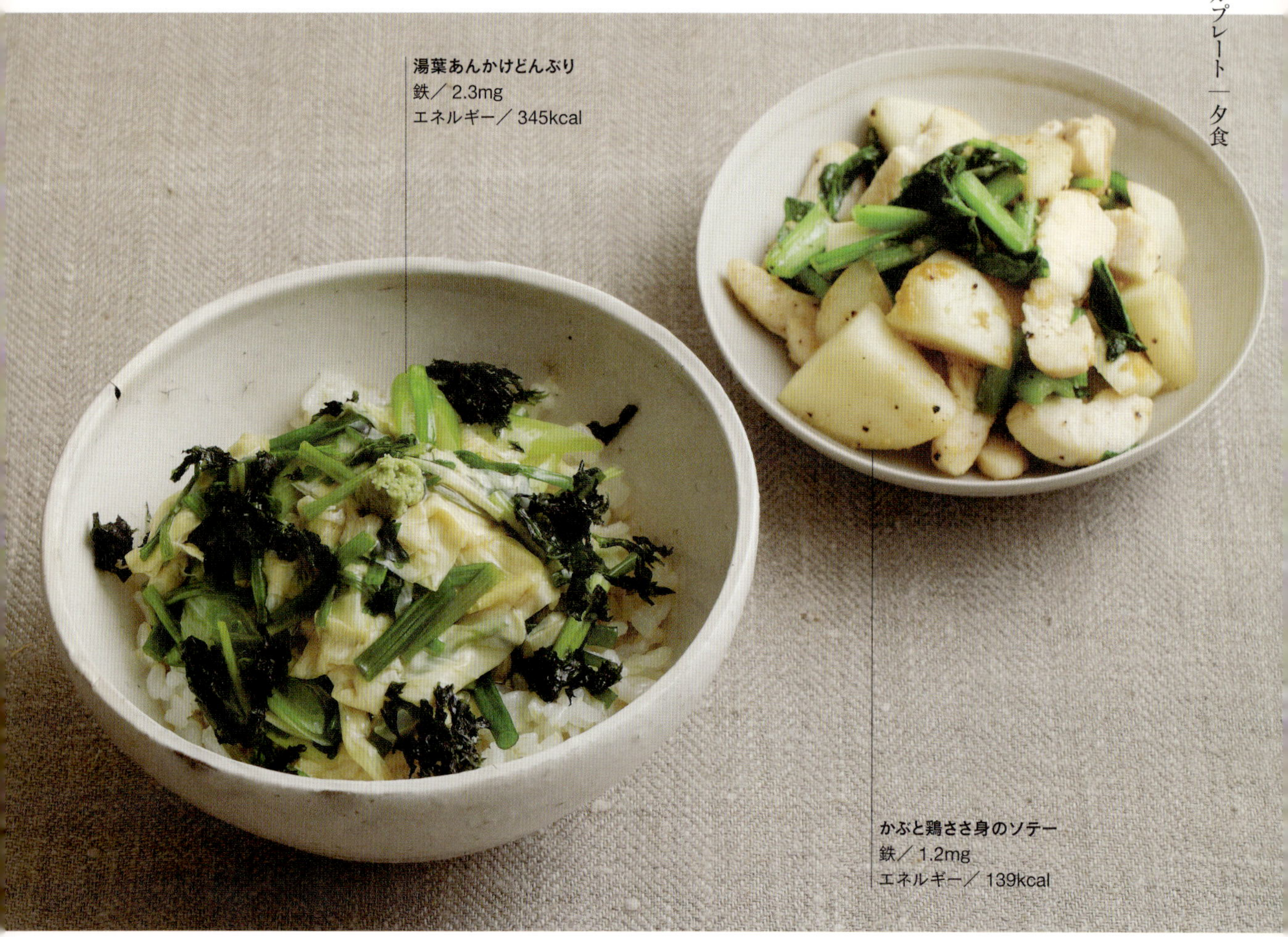
湯葉あんかけどんぶり
鉄／2.3mg
エネルギー／345kcal
かぶと鶏ささ身のソテー
鉄／1.2mg
エネルギー／139kcal

湯葉あんかけどんぶり

低カロリーで高たんぱく質の湯葉は、やさしい味わいで消化吸収にも優れた食材です。

材料［1人分］

温かい胚芽米ご飯…120g
生湯葉（ざく切り）…1枚分（33g）
長ねぎ（斜め薄切り）…50g
せり（4㎝に切る）…40g
だし汁…¾カップ
A うす口しょうゆ、酒、みりん…各大さじ½
B かたくり粉…小さじ1
水…小さじ2
おろしわさび…少々

作り方

1 小鍋にだし汁を煮立て、長ねぎとせりをさっと煮、Aで調味して、湯葉を入れて温める。
2 1にBを溶いて加え、とろみがついたら温かいご飯にかけて、わさびを添える。

かぶと鶏ささ身のソテー

鶏ささ身のたんぱく質をプラスします。

材料［1人分］

鶏ささ身（斜め細切り）…1本分（50g）
A 塩…ごく少々
酒…小さじ1
かぶ（四つ割りを1㎝幅に切る）…小1個分（60g）
かぶの葉（ざく切り）…30g
B みそ、みりん…各小さじ1
こしょう…少々
オリーブ油…小さじ1

作り方

1 鶏ささ身はAで下味をつける。
2 フライパンに油を熱して1を炒め、色が変わったらかぶを入れてさっと炒める。
3 2にかぶの葉を入れて炒め、混ぜたBで調味する。

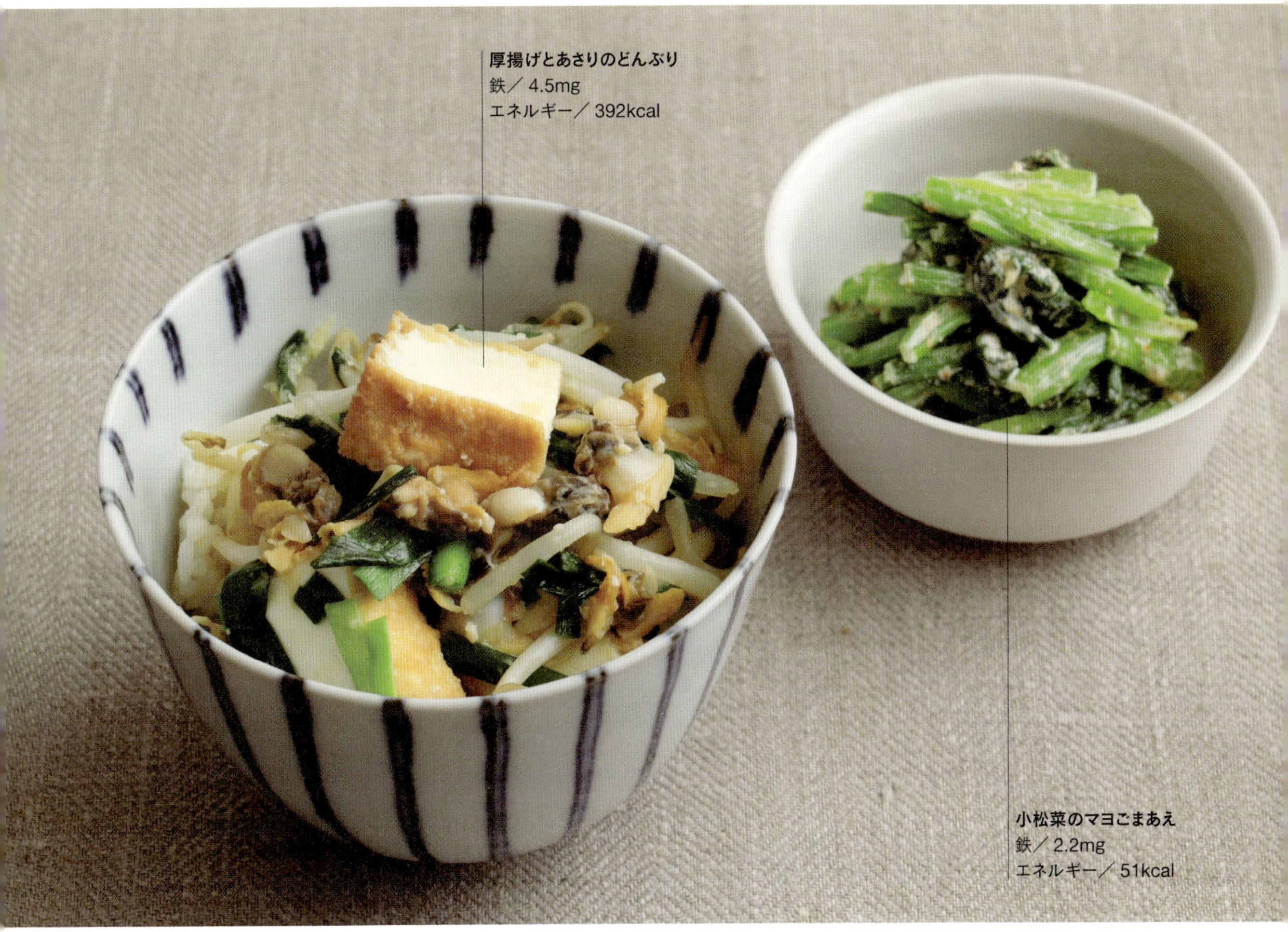
厚揚げとあさりのどんぶり
鉄／4.5mg
エネルギー／392kcal
小松菜のマヨごまあえ
鉄／2.2mg
エネルギー／51kcal

厚揚げとあさりのどんぶり

鉄分の多い素材を組み合わせ、みその風味でご飯との相性がいい一品に。

材料［1人分］

温かい胚芽米ご飯…120g
厚揚げ（絹ごし）…70g
あさりのむき身（水で洗う）…50g
もやし…50g
にら（2cmに切る）…30g
A みそ、みりん、酒、おろししょうが…各小さじ1
オリーブ油…小さじ1

作り方

1 厚揚げはペーパータオルで油分を押さえ、縦半分、横1cm幅に切る。
2 フライパンに油を熱し、厚揚げとあさりを入れてさっと炒め、もやしを加えて1分ほど炒める。
3 にらを入れて炒め、混ぜたAで調味し、どんぶりによそったご飯にのせる。

小松菜のマヨごまあえ

マヨネーズのこくでサラダ感覚のあえ物に。

材料［1人分］

小松菜（4cmに切る）…70g
A マヨネーズ、白すりごま…各小さじ1
しょうゆ…小さじ½
砂糖…少々

作り方

1 小松菜は塩ゆでし、冷水をさっとかけ、水気をしっかり絞る。
2 Aをボウルに入れて混ぜ、1を入れてあえる。

小鍋

調理が簡単でバランスのとりやすい鍋料理を活用しましょう。

豚とかきのさっと煮鍋

ビタミンB_1の多い豚肉と、海のミルクと呼ばれるかきの鍋。だし汁と鶏ガラスープがベースで、ゆずの酸味で塩分をおさえていただきます。鍋あとはうどんですが、煮汁は少し残してください。

材料［1人分］

豚もも肉（しゃぶしゃぶ用）…50g
かき（加熱用）…80g
白菜（細切り）…150g
長ねぎ（斜め薄切り）…½本分
せり（4㎝）…½パック（50g）
A だし汁…2カップ
　鶏ガラスープのもと…小さじ¼
　酒、みりん、うす口しょうゆ…各大さじ1
ゆず…½個
無塩のゆでうどん（流水で洗う）…1玉

作り方

1 かきはかたくり粉小さじ1をからめて洗い、水気をよくふく。

2 Aを鍋に煮立て、食材を煮ながら器にとり、ゆずをしぼっていただく。

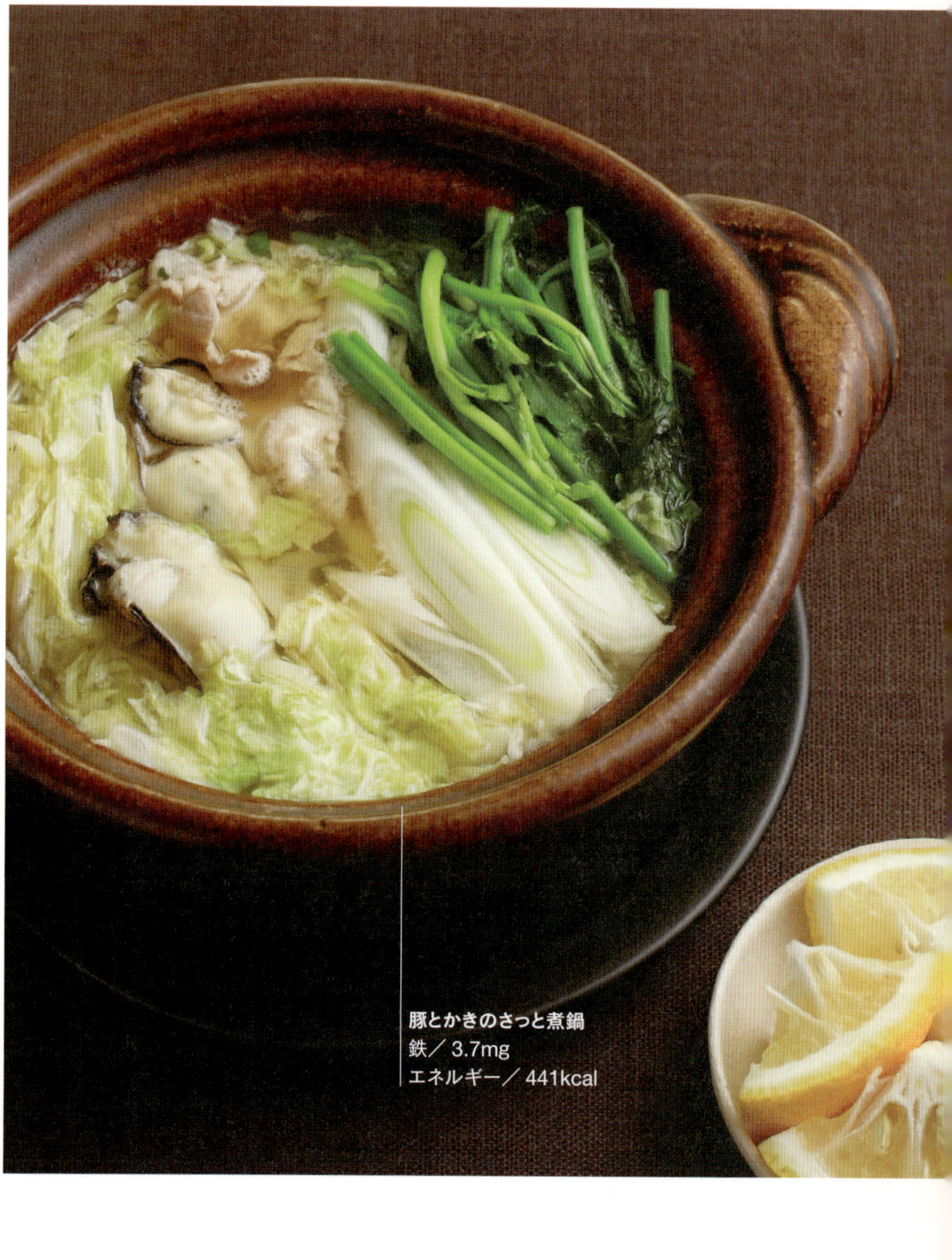

豚とかきのさっと煮鍋
鉄／3.7mg
エネルギー／441kcal

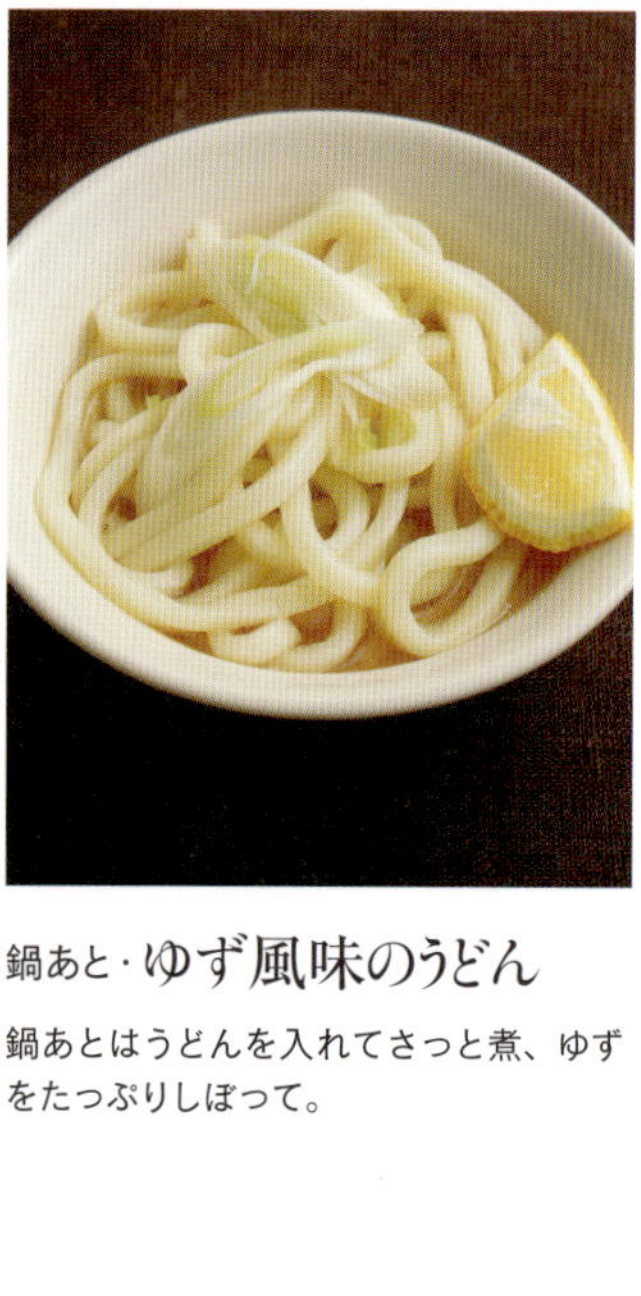

鍋あと・**ゆず風味のうどん**

鍋あとはうどんを入れてさっと煮、ゆずをたっぷりしぼって。

韓国風すきやき

牛肉とさまざまな野菜から出るうまみを生かした鍋。煮汁で作るおじやも絶品。

材料［1人分］

牛赤身薄切り肉（一口大に切る）…80g
A 酒、白すりごま…各大さじ1
　ごま油、砂糖…各小さじ½
　おろしにんにく…少々
にら（4cmに切る）…30g
もやし（洗って水気をきる）…50g
にんじん（せん切り）…小½本分
しめじ…½パック（50g）
万能ねぎ（4cmに切る）…¼パック（25g）
B 水…75㎖
　酒…25㎖
　しょうゆ…大さじ1
　砂糖、コチュジャン…各大さじ½
胚芽米ご飯…120g
万能ねぎ（小口切り）…1本分
七味とうがらし…少々

作り方

1 牛肉はAで下味をつける。
2 鍋のまわりに野菜を盛り、中央に牛肉をのせて、混ぜたBをかける。
3 2を中火にかけ、煮立ったら弱火にして火を通していただく。

＊野菜はせん切りの大根、長ねぎなどのあり合せでもOK。

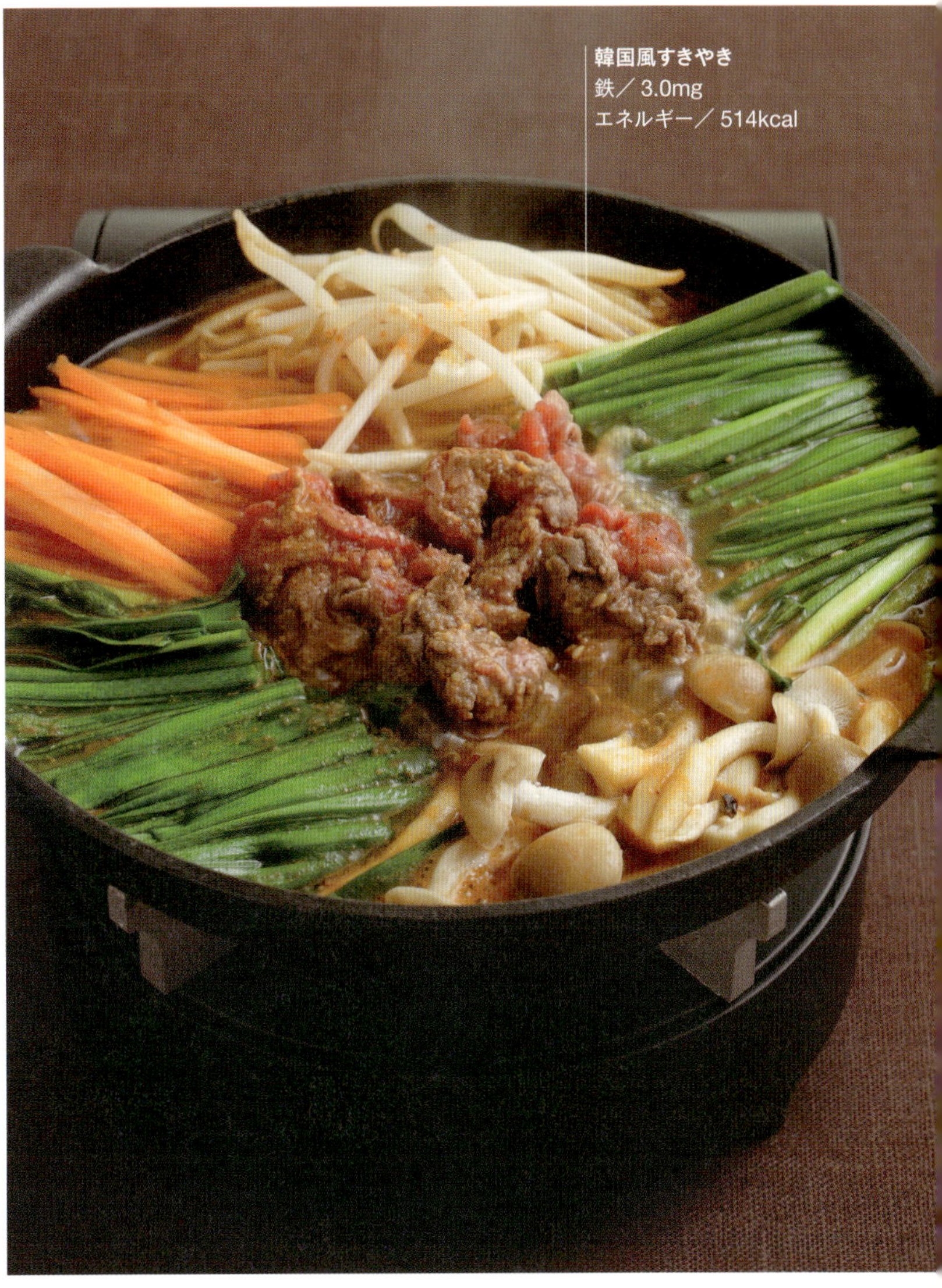

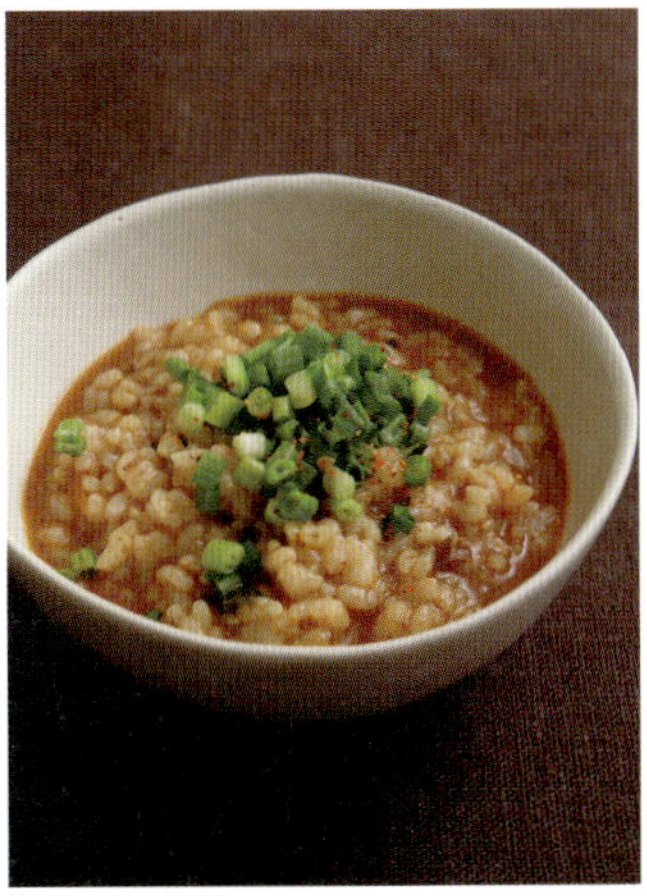

鍋あと・**おじや**

残った汁にご飯を入れてさっと煮、万能ねぎと七味とうがらしをふる。

ぶりと豆腐のみそ鍋

ぶりの血合いには多くの鉄分が含まれています。思いがけず葉酸たっぷりのえのきだけ、ビタミン豊富な春菊を合わせて、みそ味の鍋に仕立てます。

材料［1人分］

ぶり…1切れ（80g）
木綿豆腐（角切り）…80g
長ねぎ（ぶつ切り）…1本分（100g）
春菊（4cmに切る）…100g
えのきだけ…小1パック（80g）
A　だし汁…1カップ
　酒…大さじ2
　みそ…大さじ1
　赤みそ、砂糖…各小さじ1
餅…1切れ
白すりごま…少々

作り方

1　ぶりは三つに切り、90℃の熱湯をかけて冷水にとり、水気をふく。
2　鍋にAを混ぜ入れ、火にかけて煮立てて、ぶり以下の材料を入れ、煮えたものからいただく。

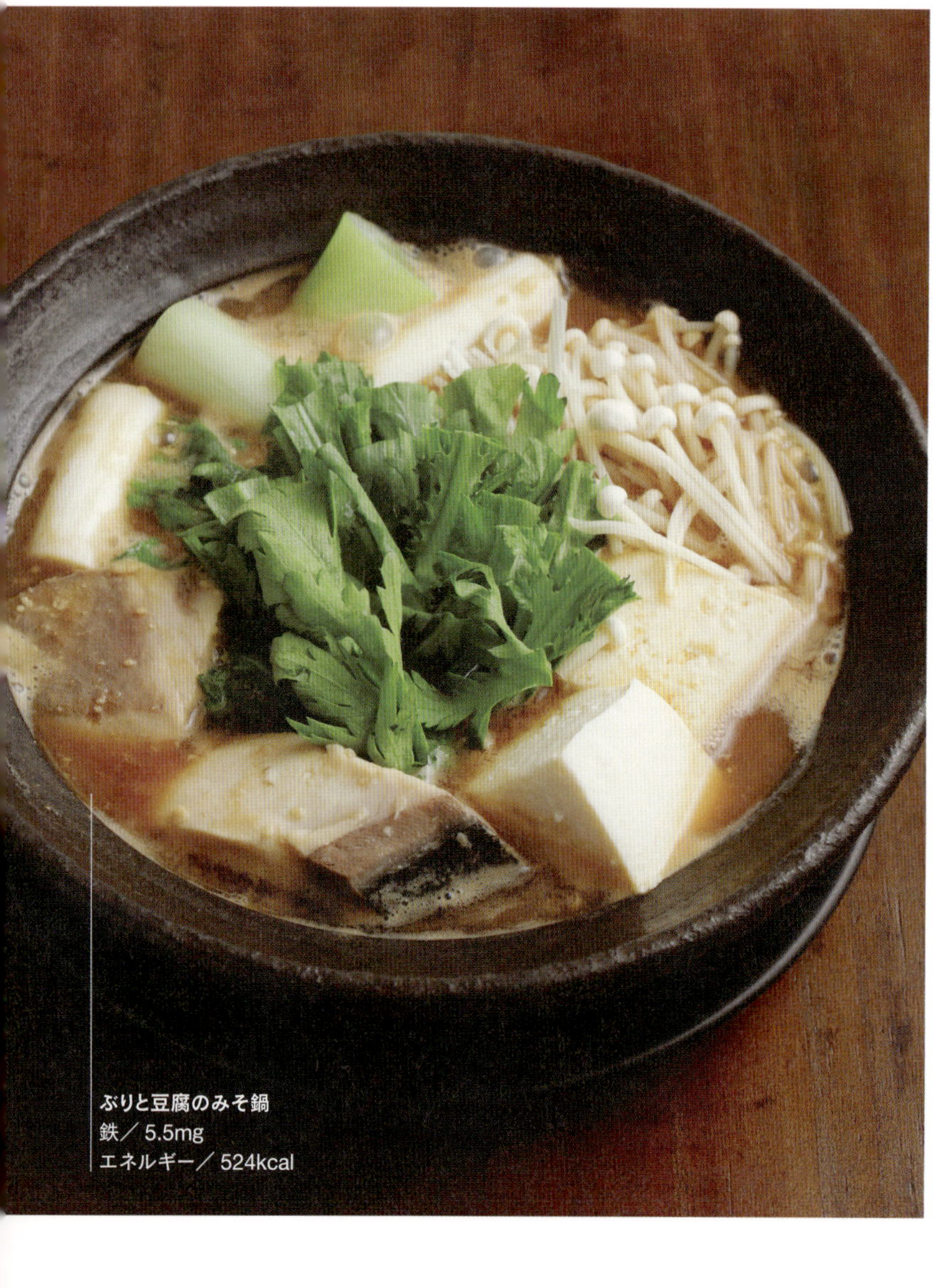

ぶりと豆腐のみそ鍋
鉄／5.5mg
エネルギー／524kcal

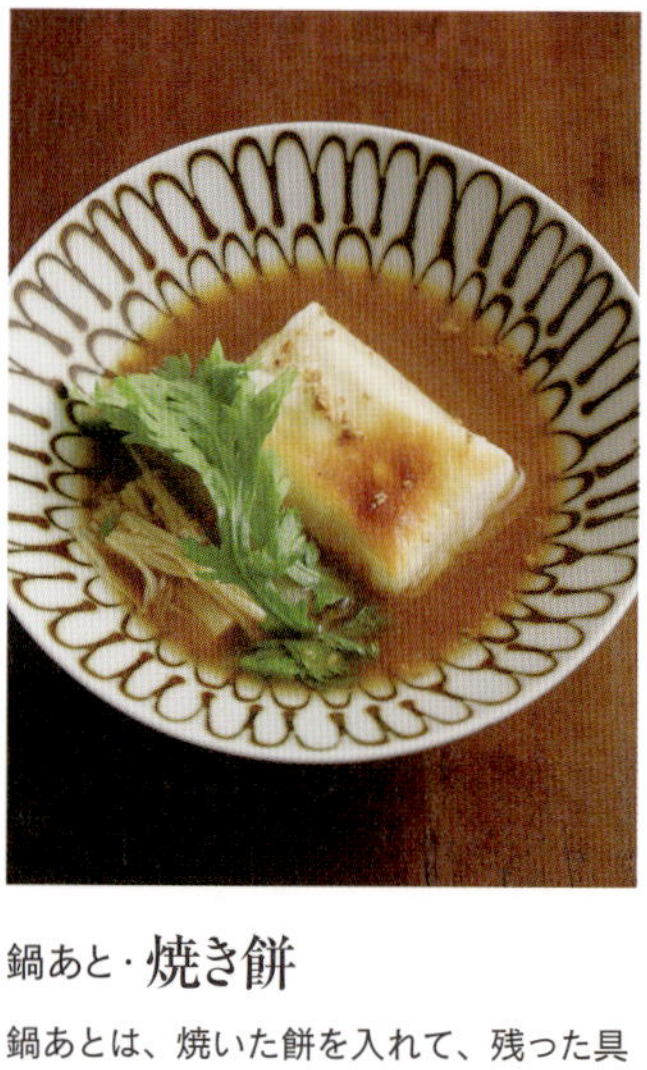

鍋あと・**焼き餅**

鍋あとは、焼いた餅を入れて、残った具や春菊の葉を添え、すりごまをふる。

帆立貝の豆乳鍋

豆乳は、コレステロールが少ない良質なたんぱく質。これを鍋のスープにして、鉄分豊富な帆立貝のボイルを野菜とともにさっと煮て楽しみます。

材料［1人分］

牛赤身肉（しゃぶしゃぶ用）…60g
帆立貝のボイル…2個（60g）
水菜（6㎝に切る）…50g
大根、にんじん（各ピーラーで薄切り）…各50g

A
豆乳、だし汁…各¾カップ
酒…大さじ2
塩…少々

B
ぽん酢…大さじ1
ごま油…小さじ1
粗びきこしょう…少々

温かい胚芽米ご飯…120g
ザーサイ（瓶詰め。せん切り）…10g
ごま油…小さじ⅓
粗びき黒こしょう…少々

作り方

Aを鍋に温め、牛肉、帆立貝、水菜、大根、にんじんを入れてさっと煮て、Bのたれでいただく。

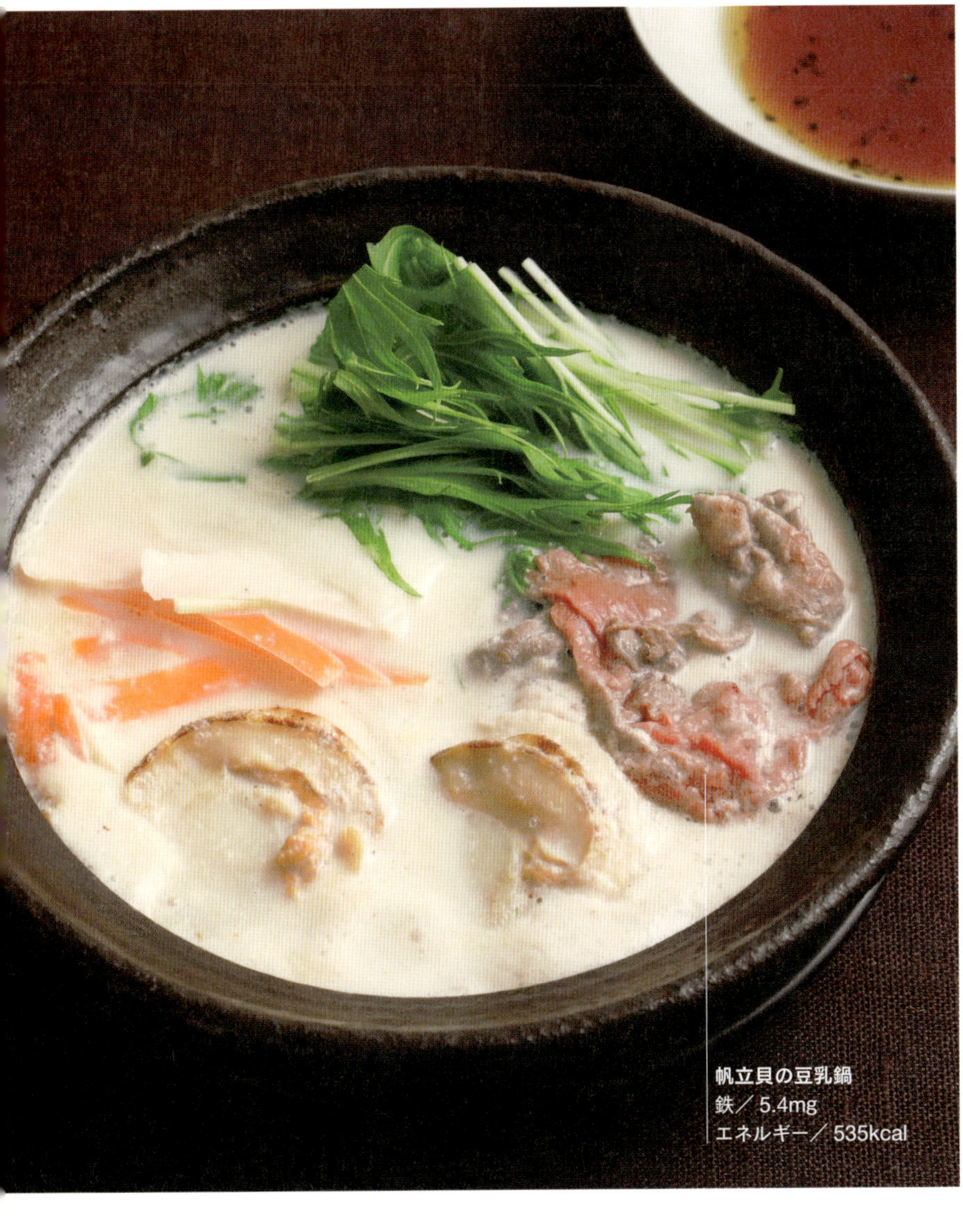

帆立貝の豆乳鍋
鉄／5.4mg
エネルギー／535kcal

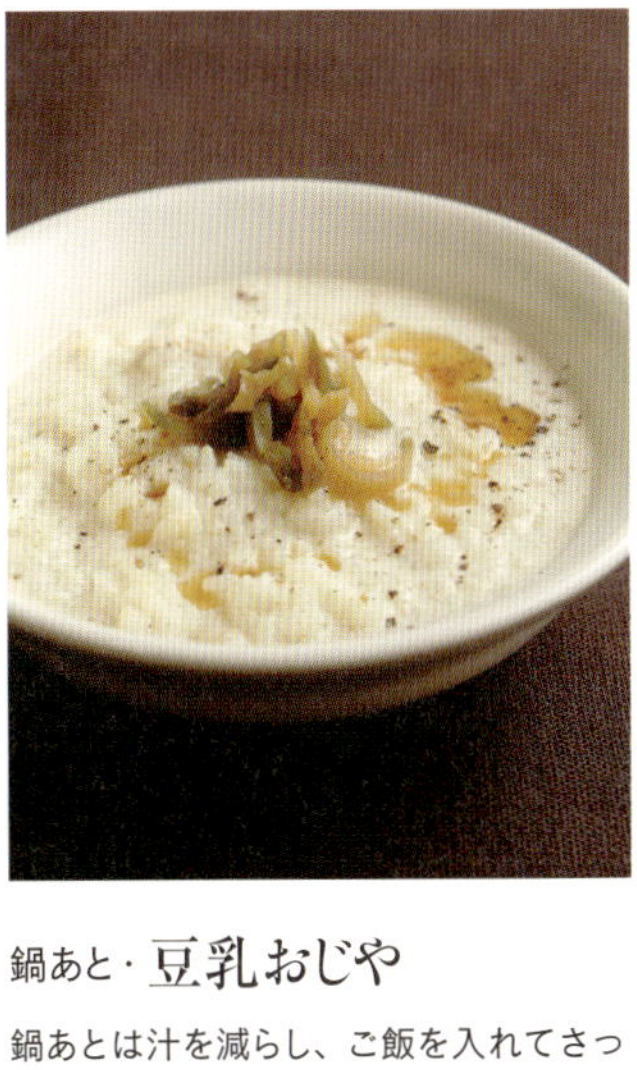

鍋あと・豆乳おじや

鍋あとは汁を減らし、ご飯を入れてさっと煮、器に盛ってザーサイ、ごま油、こしょうをかける。

具だくさん汁

食欲のない日におすすめの4品。2食分作って翌日に召し上がれ。

玉ねぎとごぼうのポタージュ

繊維質のごぼうもやさしくのどを通ります。

材料［2食分］

玉ねぎ（薄切り）…100g
ごぼう（輪切り。水にさらす）…1/3本分（50g）
じゃがいも（輪切り。水にさらす）…60〜70g
パセリ…5g
A 水…1カップ
　チキンコンソメ…1/2個
牛乳…1カップ
塩…小さじ1/4
こしょう…少々
バター…大さじ1

作り方

1 鍋にバターをとかし、玉ねぎとごぼうをしんなりするまで炒める。
2 1にじゃがいもを加えてさっと炒め、Aを入れて煮立ててあくをひき、ふたをして弱火で10分煮る。パセリを加えてさっと煮る。
3 牛乳を加えてミキサーにかけ、なめらかになったら鍋に戻し、温めて塩、こしょうをふる。

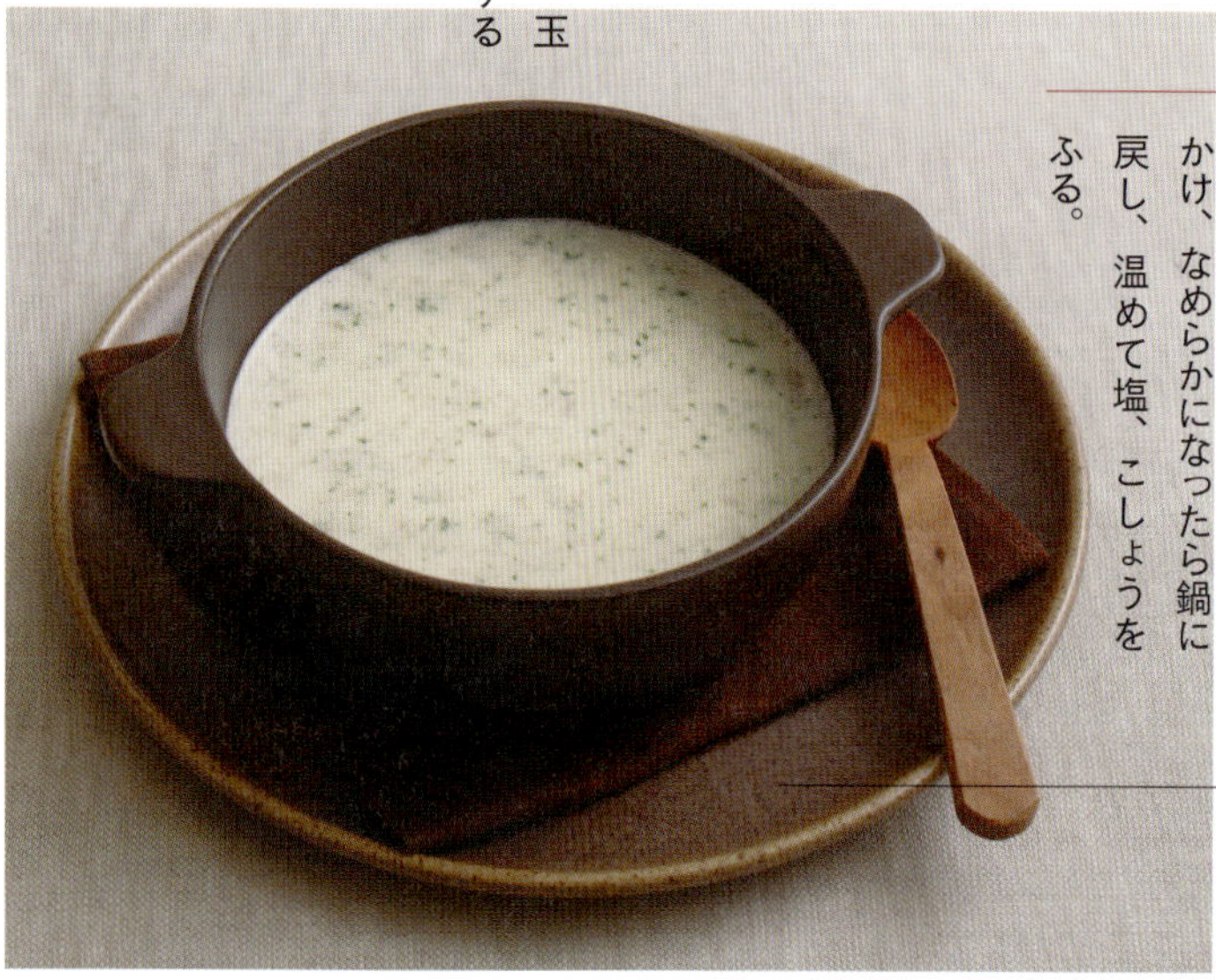

玉ねぎとごぼうのポタージュ
鉄／0.6mg
エネルギー／179kcal

厚揚げ入り豚汁

厚揚げのうまみが効いています。根菜のおいしいこと！

材料［2食分］

厚揚げ（絹ごし。一口大に切る）…100g
豚肩ロース薄切り肉（食べやすく切る）…100g
酒…大さじ1
里芋（皮をむいて1cm厚さ）…120g
大根（いちょう切り）…150g
にんじん（半月切り）…小1/2本分（50g）
だし汁…2カップ
みそ…大さじ1 1/2
油…小さじ2

作り方

1 里芋は耐熱皿に並べ、ラップフィルムをかけて電子レンジで1分30秒加熱する。豚肉は酒をまぶす。
2 鍋に油を熱し、大根をよく炒め、にんじん、里芋を入れてさっと炒めたら、だし汁を加えて一煮立ちさせ、豚肉を入れてあくをひく。
3 ふたをし、10分ほど煮て火を通し、厚揚げを加えて、みそを溶いて一煮立ちさせる。

厚揚げ入り豚汁
鉄／2.5mg
エネルギー／312kcal

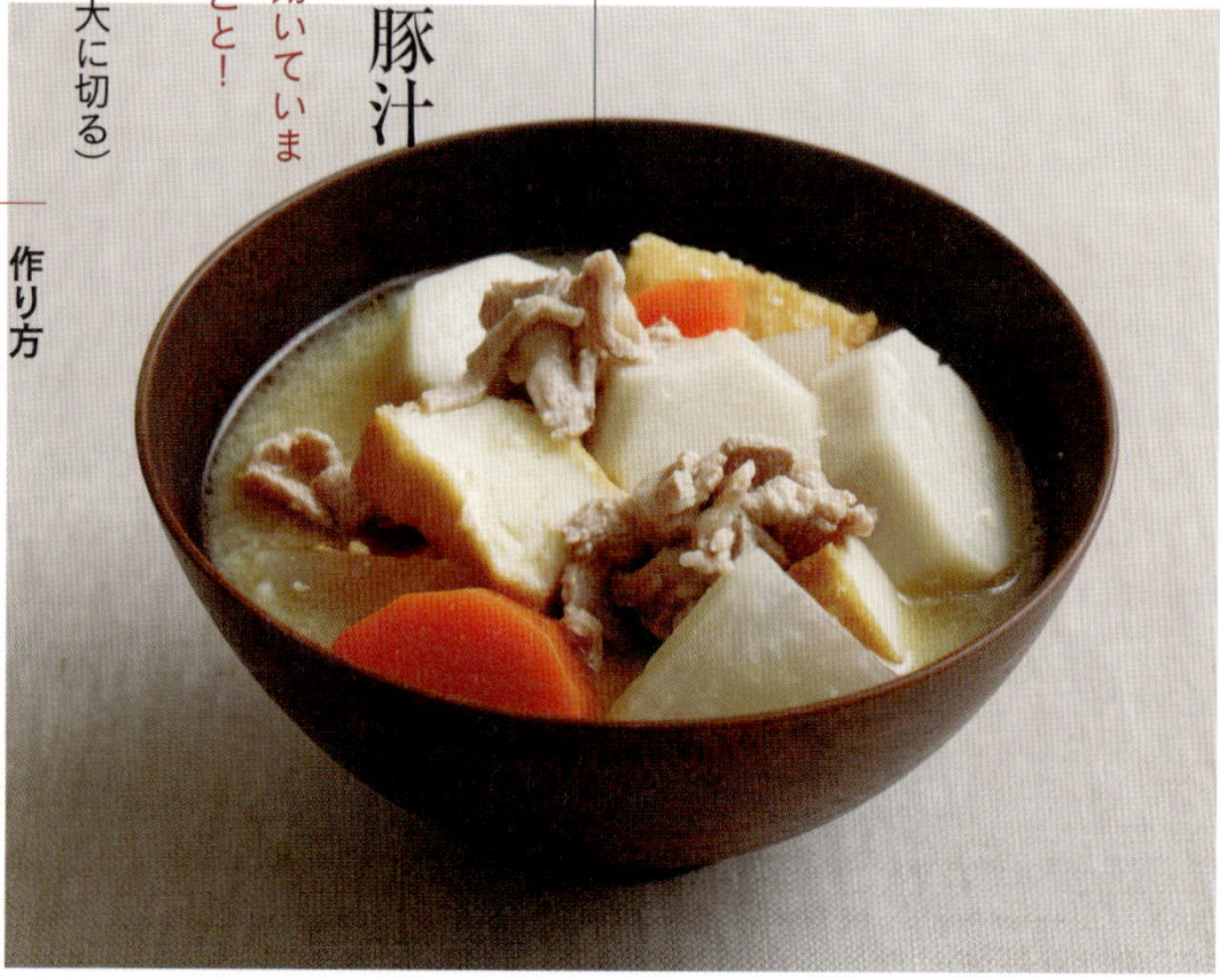

トマトキムチスープ

トマトとキムチのうまみが調味料代りになります。

材料［2食分］

トマト野菜ジュース（有塩。1缶190g）…2缶
キムチ（ざく切り）…40g
牛赤身薄切り肉（ざく切り）…120g
玉ねぎ（薄切り）…¼個分（50g）
まいたけ（ほぐす）…½パック（50g）
じゃがいも（いちょう切り。水にさらす）…1個分
A 水…50㎖
　酒…大さじ1
　みそ…大さじ½
　鶏ガラスープのもと…小さじ½
オリーブ油…小さじ1
ゆずの皮（せん切り）…少々

作り方

1 鍋にオリーブ油を熱し、玉ねぎをよく炒めてキムチを入れ、トマト野菜ジュース、A、じゃがいもを入れて6分煮る。
2 牛肉をほぐし入れ、まいたけをさっと煮る。火が通ったら器に盛り、ゆずをふる。

トマトキムチスープ
鉄／2.1mg
エネルギー／252kcal

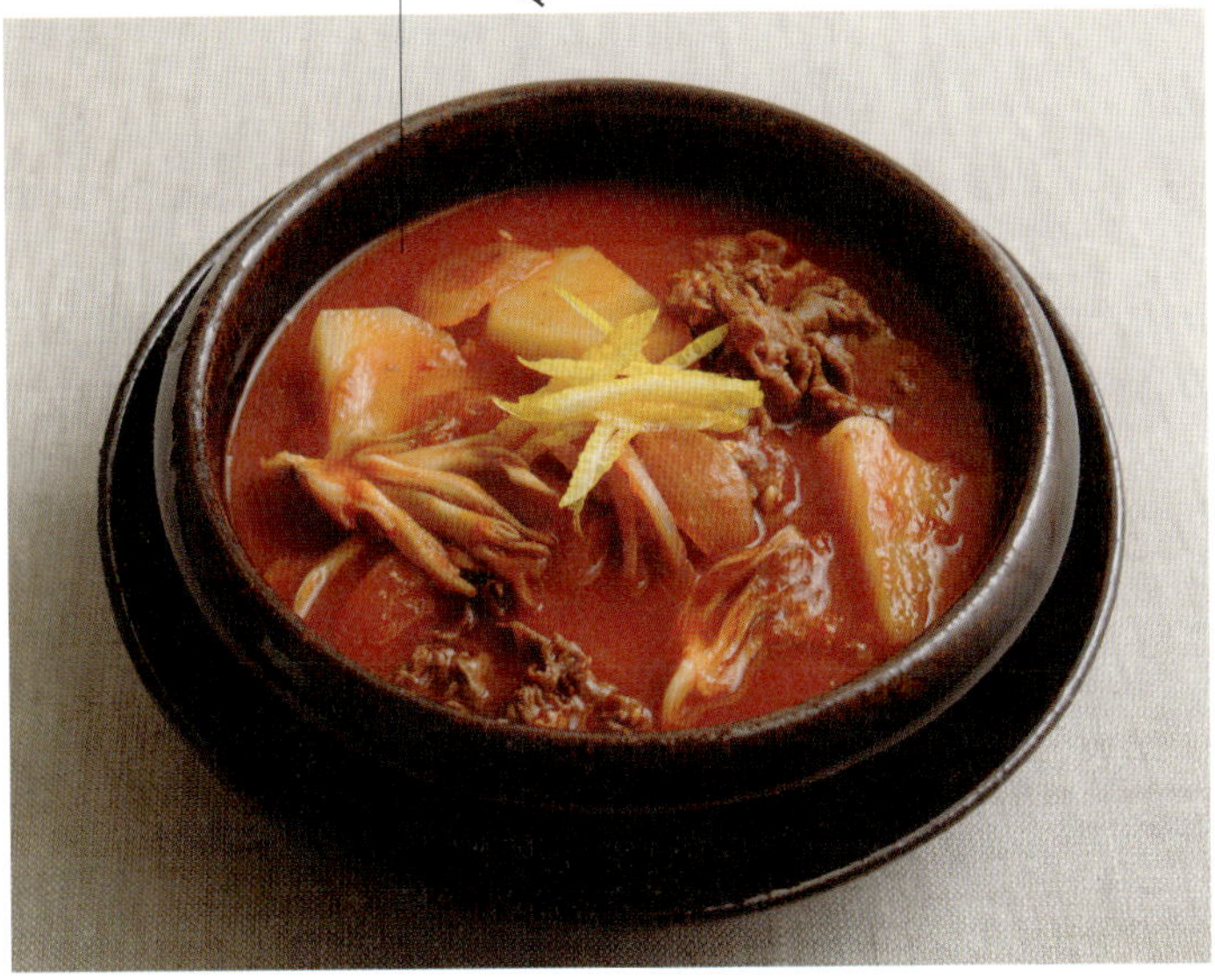

鶏ときくらげの中華スープ

干しえびのうまみを効かせてさっぱりと仕上げます。

材料［2食分］

鶏ささ身（斜め細切り）…2本分
A 酒…大さじ1
　塩…少々
干しえび…大さじ1
長ねぎ（1㎝幅の斜め切り）…1本分
白菜（横1㎝幅に切る）…150g
きくらげ…10個
B 水…2カップ
　酒…大さじ2
　鶏ガラスープのもと…小さじ½
塩…小さじ¼
こしょう…少々
ごま油…小さじ½

作り方

1 鶏ささ身はAで下味をつける。容器に干しえびとひたひたのぬるま湯を入れてもどし、殻をむく。きくらげは水でよくもどし、石づきを取って二つにちぎる。
2 鍋に干しえびを汁ごと、長ねぎ、白菜、Bを加えて煮、鶏ささ身を入れてあくをひき、ふたをして5分ほど煮る。
3 きくらげを入れてさっと煮、塩、こしょうで調味する。器によそってごま油をふる。

鶏ときくらげの中華スープ
鉄／0.9mg
エネルギー／118kcal

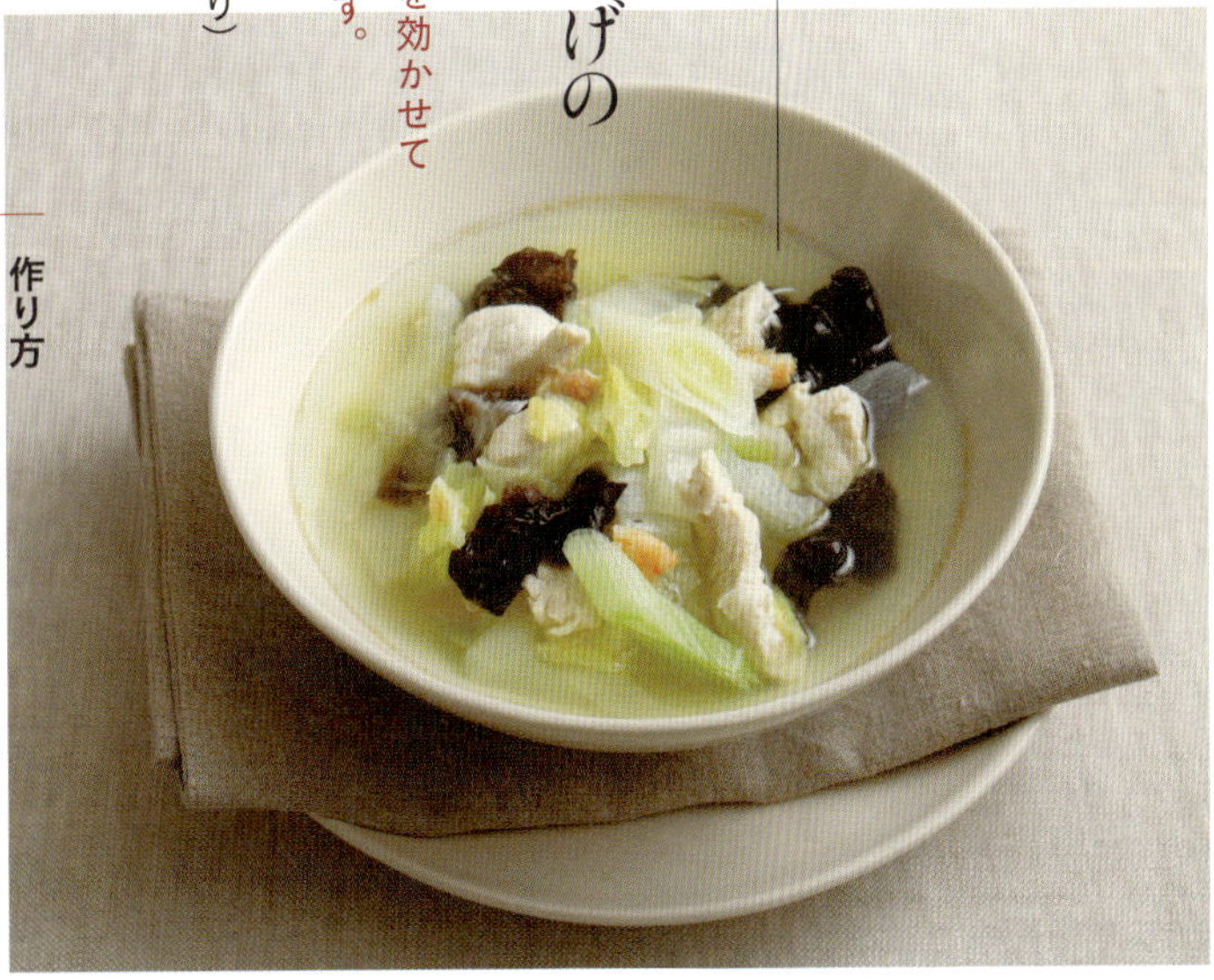

たんぱく質＋ビタミンCのおかず

抗酸化作用が高く、コラーゲンの形成にも必要なビタミンCは、体の中で鉄を還元して吸収をアップさせる大事な栄養素。また鉄が細胞を酸化させ、免疫力を下げて老化を促す弊害を防いでくれるのもビタミンCです。たんぱく質＋ビタミンCのおかずを食べて元気できれいになりましょう。

牛カツとルッコラ

小さな牛カツにビタミンCの豊富なルッコラとミニトマトを添え、レモンをしぼっていただきます。

材料［1人分］

牛もも肉（ステーキ用）…小1枚（80g）
塩、黒こしょう…各少々
小麦粉、とき卵、パン粉…各適宜
揚げ油…適宜
ミニトマト（縦半分に切る）…5個分
ルッコラ（半分に切る）…50g
レモン…1/8切れ

作り方

1　牛肉は肉たたきで軽くたたき、形を整えて、塩、こしょうをし、小麦粉、とき卵、パン粉をつける。
2　少量の揚げ油を175℃に熱し、1を1分から1分半ほど、強火で揚げる。
3　2を少しおいて切り分け、ミニトマト、ルッコラ、レモンとともに皿に盛る。

貧血には鉄とたんぱく質が必要です

人間は古代からほとんど飢餓状態で暮らしてきました。人間の遺伝子は数千年前のままの状態で、飢餓には強く、現代のような栄養過剰な食生活ではすぐに体調不良を起こしてしまいます。さて、貧血の話に戻りますが、ヘモグロビンのヘモは鉄を含むことを示しており、グロビンはたんぱく質の意味。ですから貧血の改善には鉄とたんぱく質の両方が必要です。しかし、どんなにたくさんの量をとっても便や尿と一緒に鉄をはじめとした栄養分が排泄されてしまう、吸収力の悪い体だったらどうなるでしょう。

脳は、体が飢餓状態になったなと判断して、もともと体内に貯蔵されているたんぱく質や鉄まで使い、不足分を補おうとします。ただ、どんなに補っても排泄されてしまいますから、たいへん重い貧血になり、命にもかかわることに。そんな貯金を使い果たすような事態を避けるために、自分の体質に合った適切な量の鉄とたんぱく質をとり、吸収力の高い健康な体づくりを心がけなければなりません。

ちなみに日本人は少ない食事で充分健康体でいられる飢餓遺伝子を、欧米人の2倍以上持っていることが明らかになっています。くれぐれも食べ過ぎ、飽食には気をつけましょう。

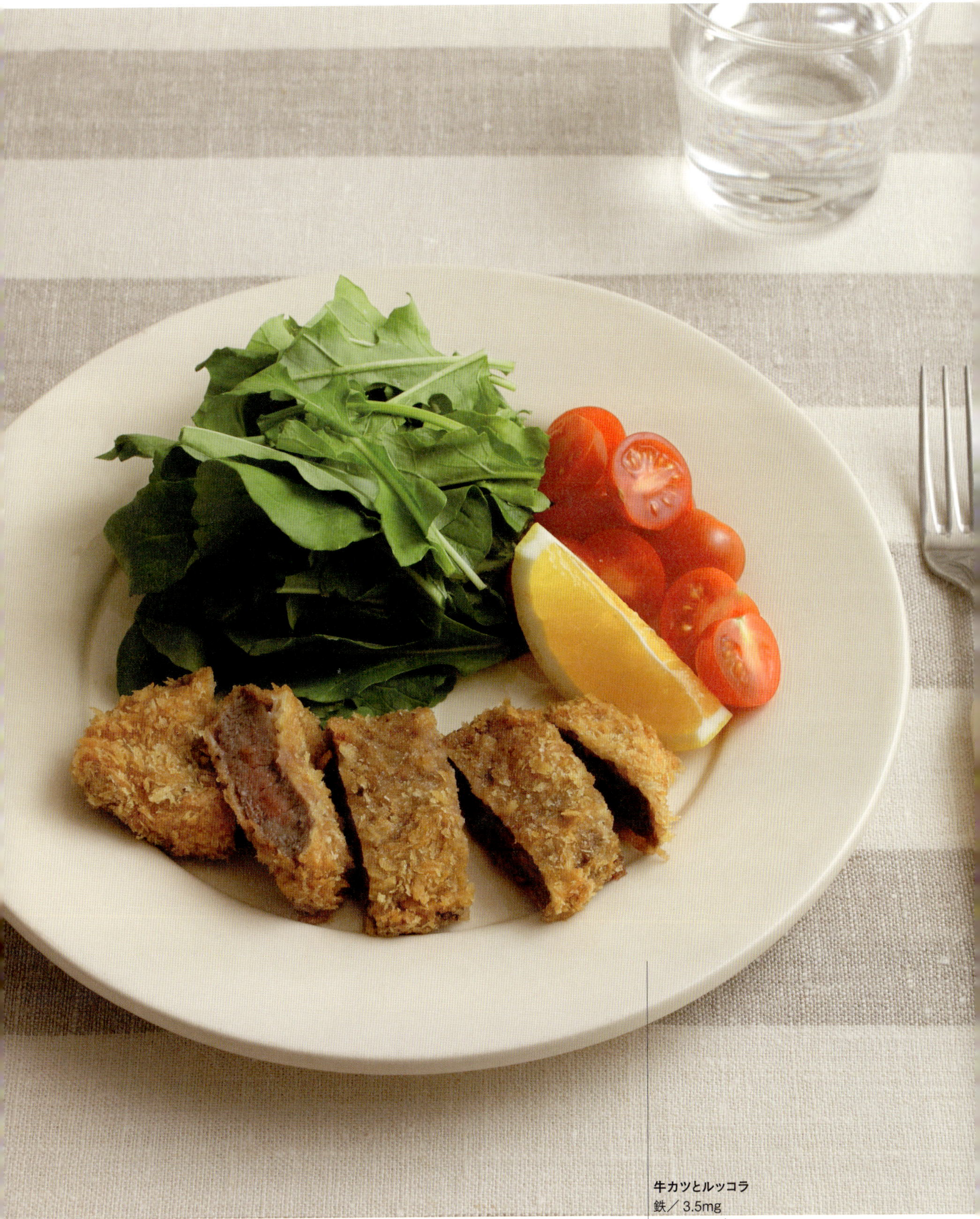

牛カツとルッコラ
鉄／ 3.5mg
ビタミン C ／ 55mg
エネルギー／ 298kcal

豚肉とピーマンのしょうが炒め

ビタミンCの多いピーマンに豚肉は相性のいい組合せですが、鉄分の多いひじきを炒め合わせて栄養たっぷりに。

材料［1人分］

豚もも薄切り肉…60g
A 塩…ごく少々
　酒…小さじ1
しょうが（せん切り）…1かけ分
しめじ…½パック（50g）
ピーマン（横に細切り）…3個分
芽ひじき（水でもどす）…大さじ1
B みりん…小さじ1
　しょうゆ、オイスターソース…各小さじ½
　粗びき黒こしょう…少々
オリーブ油…大さじ½

作り方

1 豚肉は食べやすく切ってAで下味をつける。
2 フライパンに油を熱し、1としょうがを炒め、しめじ、ピーマンを順に加えて炒める。
3 ひじきを加えてさっと炒め、Bをふって炒め合わせる。

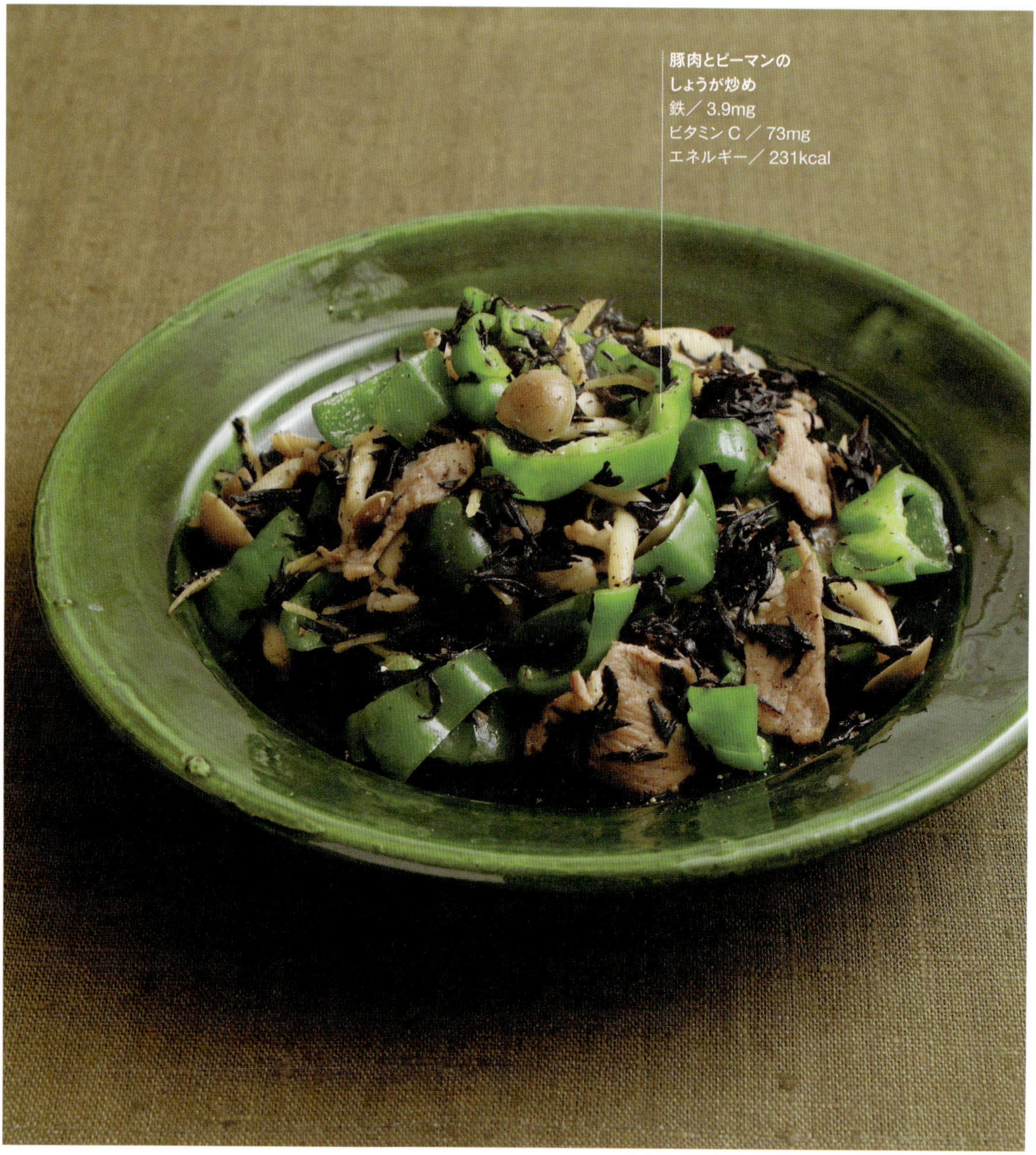

豚肉とピーマンのしょうが炒め
鉄／3.9mg
ビタミンC／73mg
エネルギー／231kcal

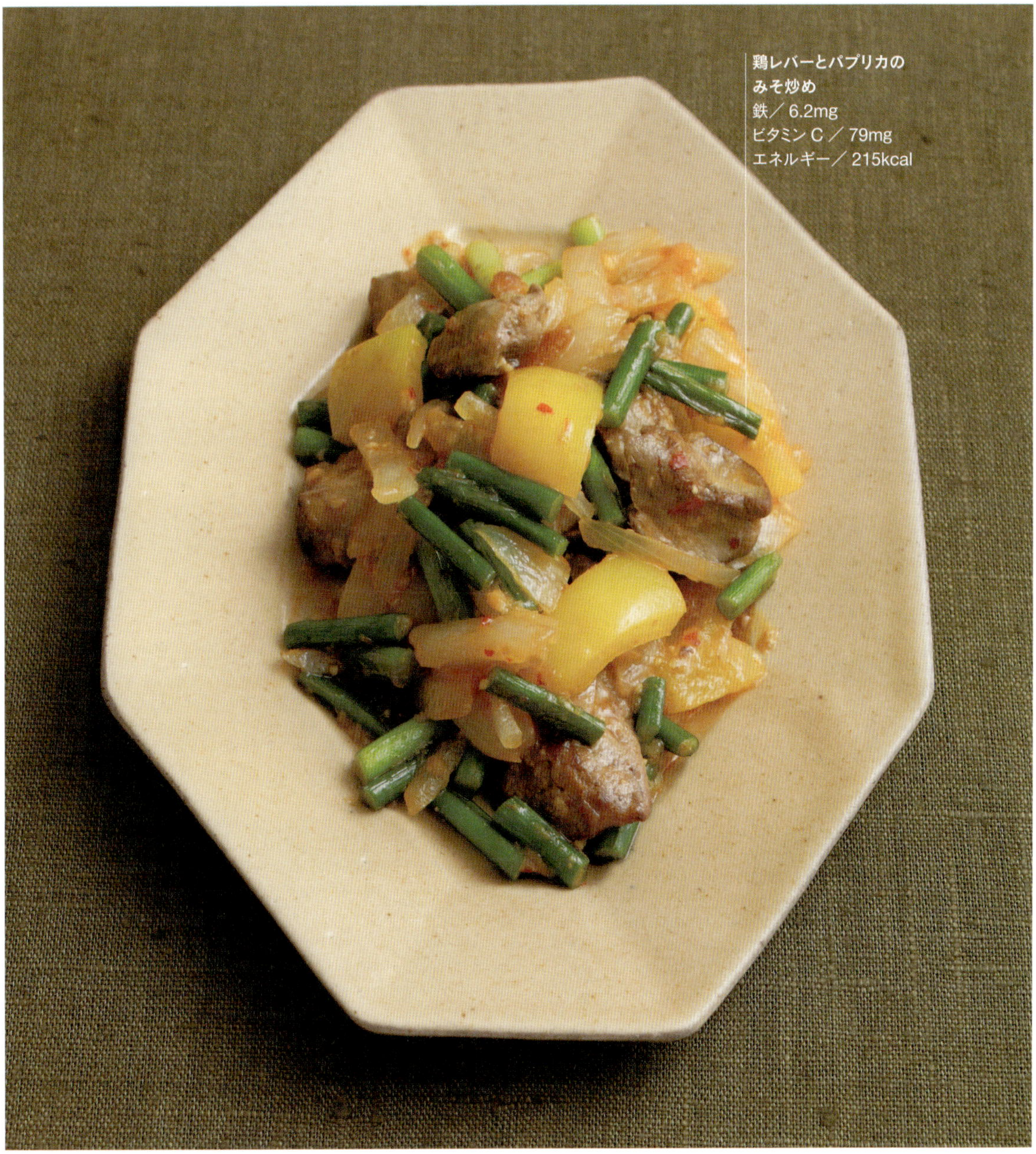

鶏レバーとパプリカのみそ炒め
鉄／6.2mg
ビタミンC／79mg
エネルギー／215kcal

鶏レバーとパプリカのみそ炒め

ビタミンCの多いパプリカは黄でも赤でもお好みで。

材料［1人分］

鶏レバー…60g
A しょうゆ、おろししょうが…各小さじ⅓
　かたくり粉…小さじ½
にんにくの芽（3cmに切る）…40g
玉ねぎ（1cm幅に切る）…¼個分（50g）
黄パプリカ（小角切り）…¼個分（30g）
B みそ、みりん、酒…各大さじ½弱
　豆板醤…少々
油…大さじ½

作り方

1 鶏レバーはそぎ切りにして、さっと塩水で洗って水気をふき、Aで下味をつける。
2 フライパンに油を熱し、レバーを入れて焼き、身を返したらにんにくの芽と玉ねぎを入れて、ふたをして1分ほど蒸焼きにする。
3 2にパプリカを入れて炒め、Bで調味する

あじのムニエルのサラダ仕立て

トマトの酸味とベビーリーフの軽やかな苦みで、あじがたいへんおいしくいただけます。葉野菜はレタスや水菜など、好みのものでもOKです。

材料［1人分］

あじ（三枚おろし）
…小1尾分（70g）
塩…ごく少々
こしょう…少々
小麦粉…適宜
オリーブ油…小さじ1
ベビーリーフ（洗う）
…1パック（50g）

A
トマト（皮ごと1㎝の角切り）…1/2個分（75g）
玉ねぎ（みじん切り）
…大さじ1
粒マスタード…小さじ1/2
オリーブ油…小さじ1
塩、こしょう…各少々

作り方

1　あじは塩、こしょうをして、5分おいて水気をふき、小麦粉をつけて、オリーブ油を熱したフライパンで両面をかりっとするまで焼く。

2　器に水気をきったベビーリーフ、あじを盛って、混ぜたAをかける。

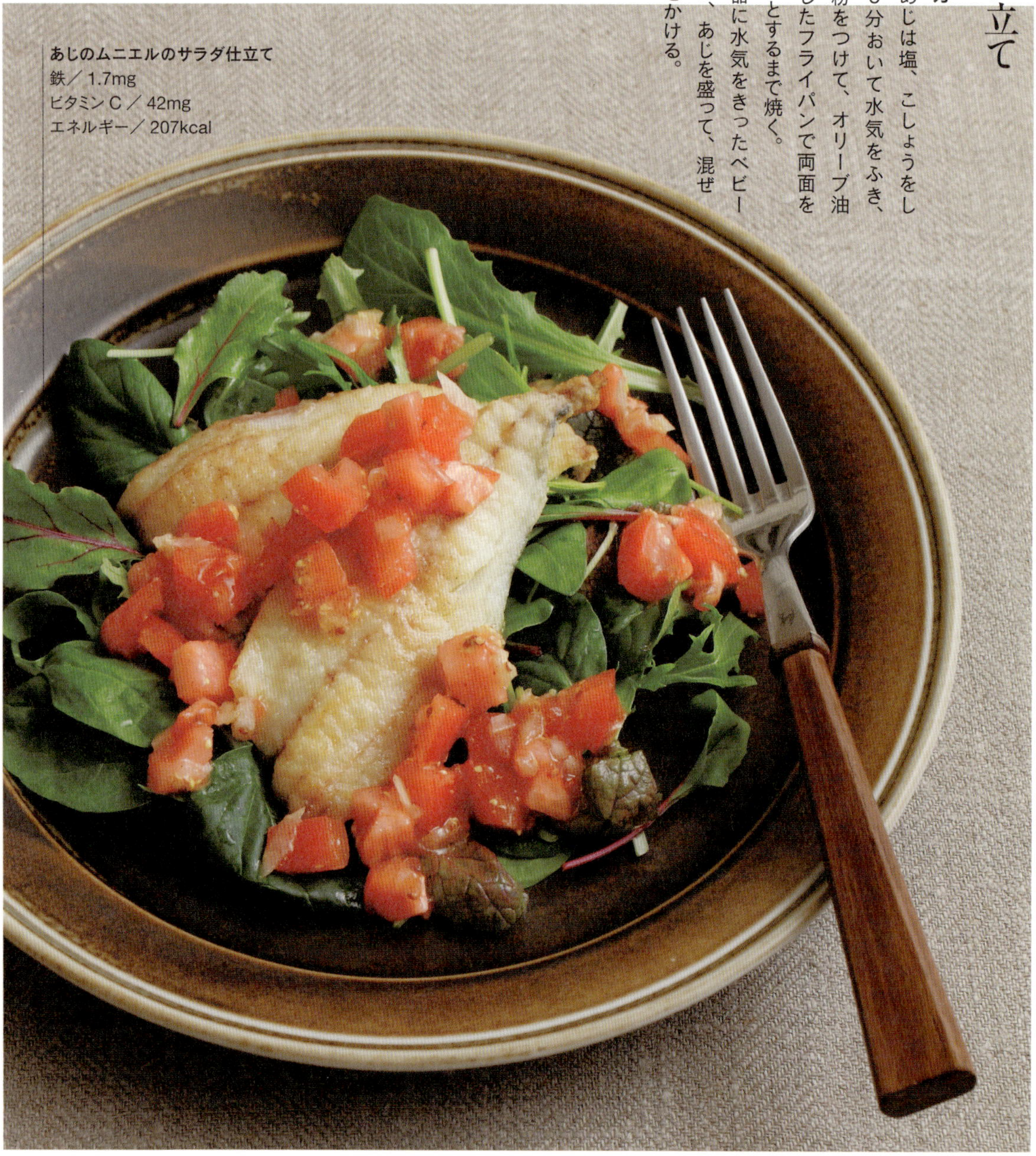

あじのムニエルのサラダ仕立て
鉄／1.7mg
ビタミンC／42mg
エネルギー／207kcal

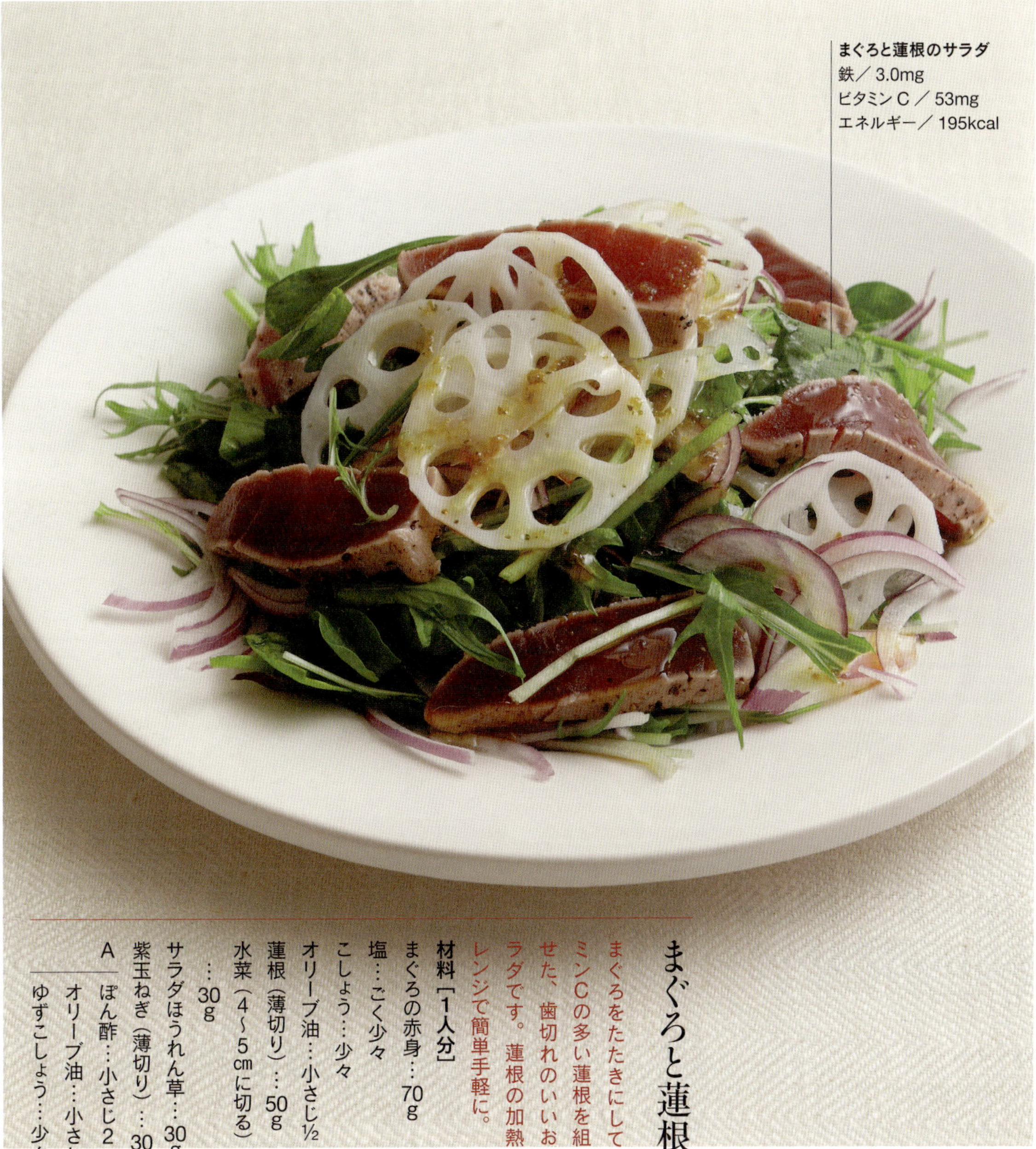

まぐろと蓮根のサラダ
鉄／3.0mg
ビタミンC／53mg
エネルギー／195kcal

まぐろと蓮根のサラダ

まぐろをたたきにして、ビタミンCの多い蓮根を組み合わせた、歯切れのいいおかずサラダです。蓮根の加熱は電子レンジで簡単手軽に。

材料［1人分］

まぐろの赤身…70g
塩…ごく少々
こしょう…少々
オリーブ油…小さじ½
蓮根（薄切り）…50g
水菜（4～5㎝に切る）…30g
サラダほうれん草…30g
紫玉ねぎ（薄切り）…30g
A　ぽん酢…小さじ2
　　オリーブ油…小さじ1
　　ゆずこしょう…少々

作り方

1　まぐろは水気をふいて塩、こしょうをする。フライパンにオリーブ油を強火で熱し、まぐろの表面をさっと焼いて、薄切りにする。

2　蓮根は酢水に放し、水気をきって耐熱皿にのせ、ラップフィルムをかけて電子レンジで1分半加熱し、ざるに上げて冷ます。

3　水菜、ほうれん草、玉ねぎはさっと水に放し、ざるに上げて水気をふく。

4　皿にすべてを盛り合わせ、混ぜたAをかける。

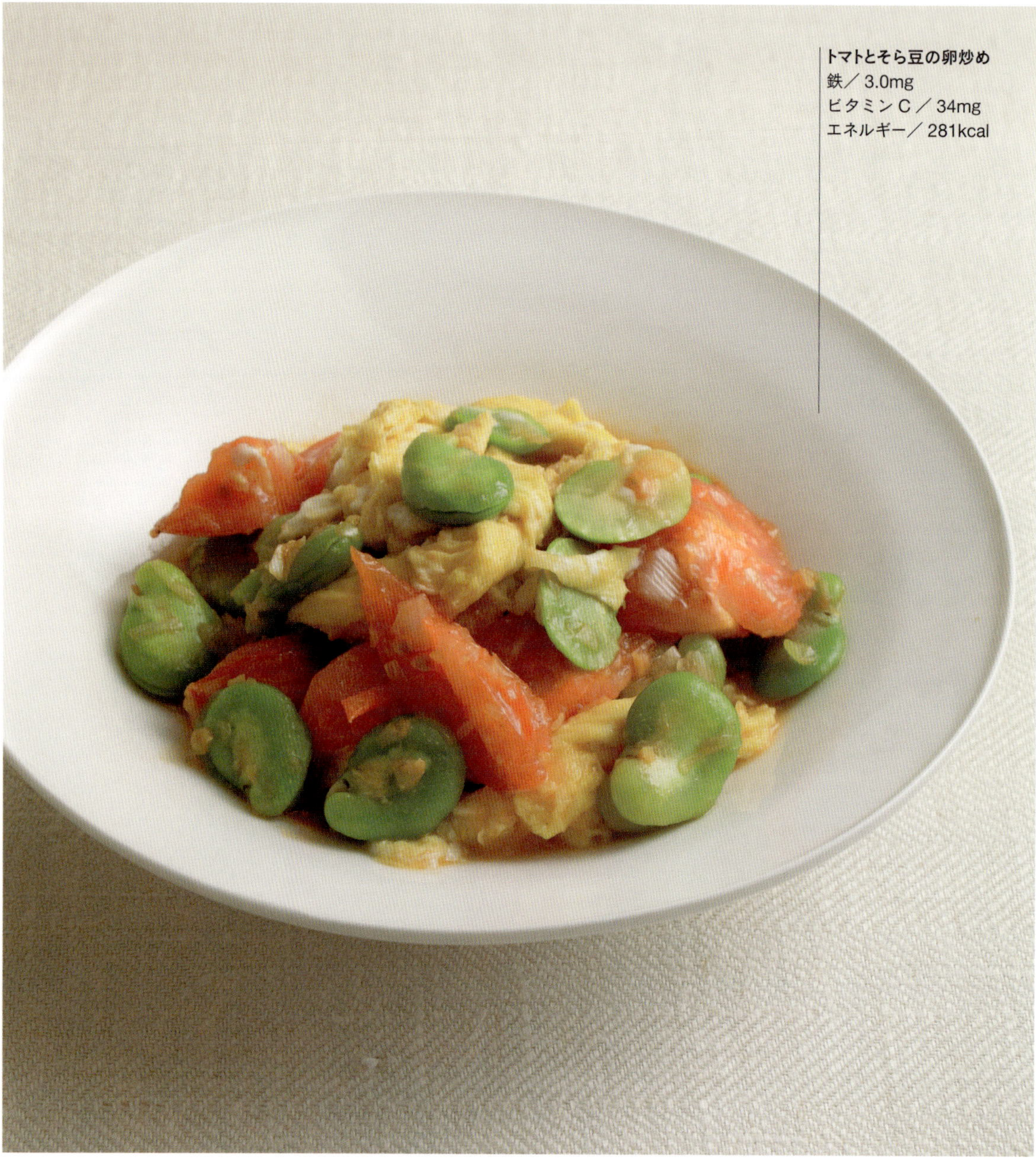
トマトとそら豆の卵炒め
鉄／3.0mg
ビタミンC／34mg
エネルギー／281kcal

トマトとそら豆の卵炒め

トマトとそら豆に良質のたんぱく質である卵を炒め合わせた、彩りのいい一品。

材料［1人分］

トマト（乱切り）…小1個分（100g）
そら豆（塩ゆでして、皮をむく。正味）…70g
卵…1個
しょうが（みじん切り）…½かけ分
長ねぎ（みじん切り）…10㎝分
A しょうゆ、みりん…各大さじ½
　こしょう…少々
油…小さじ2

作り方

1 フライパンに油小さじ1を熱し、とき卵をさっと炒め、半熟で取り出す。
2 フライパンに残りの油を熱し、しょうが、ねぎをさっと炒めたら、トマトを入れて軽く炒めたら、そら豆を加えて温まるまで炒める。
3 2にAをふって汁気を飛ばすように炒めたら、卵を戻して混ぜ合わせる。

あさりと鯛のトマト煮

魚介のたんぱく質にかぶの葉のビタミンCをプラス。うまみたっぷりの贅沢な一品です。

材料［1人分］

あさり…100g
鯛の切り身（骨つき）…90g
塩…少々
おろしにんにく…少々
玉ねぎ（横薄切り）
…1/4個分（50g）
トマト（皮ごと1cmの角切り）
…1個分（150g）
かぶ（くし形に切る）
…小1個分（60g）
かぶの葉（ざく切り）
…2個分（50～60g）
酒…大さじ2
オリーブ油…大さじ1/2

作り方

1 あさりは塩水（水1カップ＋塩小さじ1）に浸し、アルミフォイルでおおって、冷蔵庫において砂抜きをし、流水でこすり洗いする。

2 鯛は90℃の熱湯をかけ、冷水にとって洗い、水気をふいて塩をふる。

3 フライパンにオリーブ油を熱し、にんにくと玉ねぎを炒め、しんなりしたらあさり、酒を入れて煮立て、鯛、トマト、かぶを入れて煮る。ふたをして4分ほど蒸し煮にする。

4 あさりを取り出し、かぶの葉を加えて、鯛に汁をかけながら煮つめる。

5 足りなかったら塩を足し、あさりとともに器に盛る。

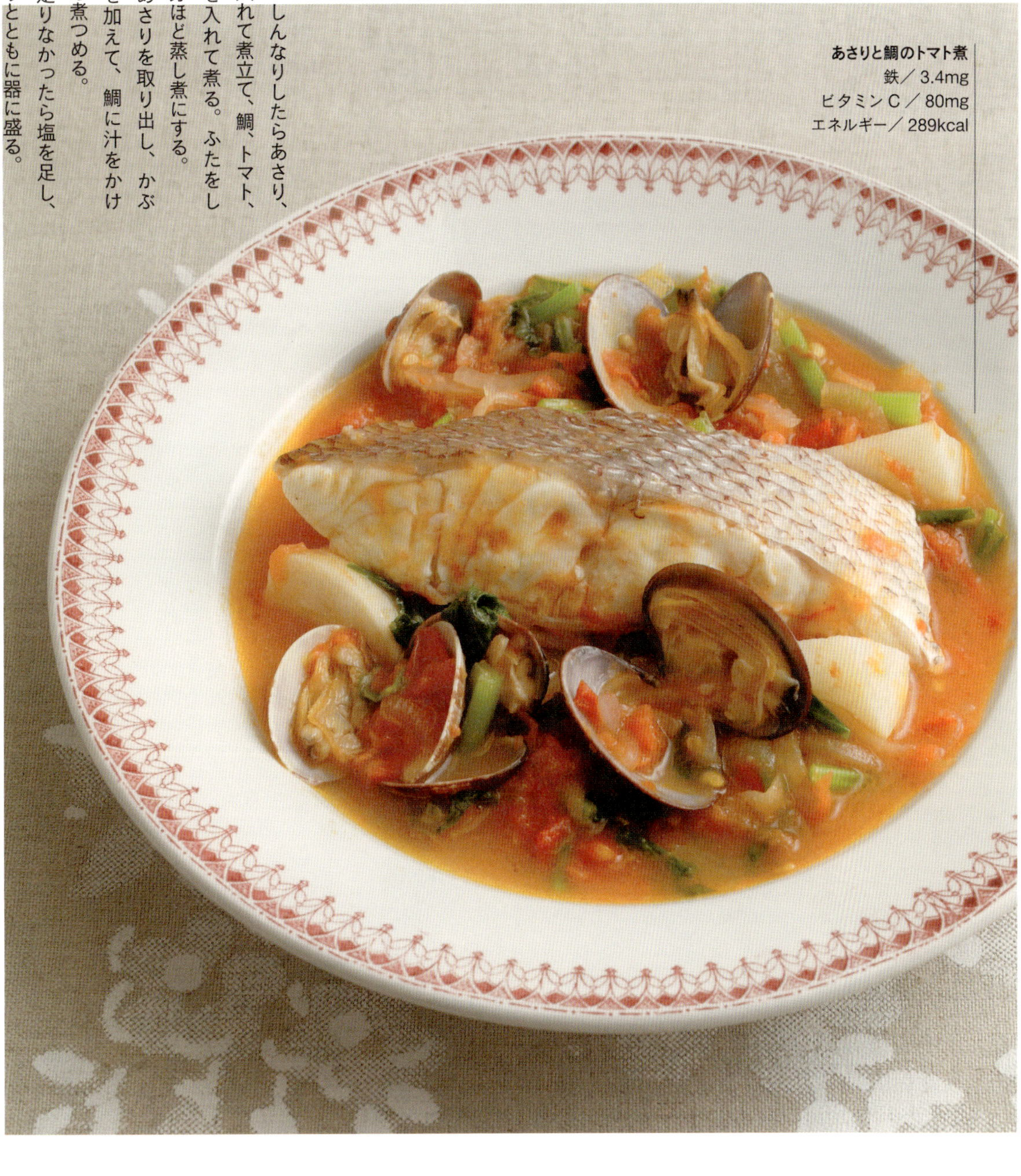

あさりと鯛のトマト煮
鉄／3.4mg
ビタミンC／80mg
エネルギー／289kcal

献立に加えたい ビタミンCたっぷりのおかず

鉄分の吸収はもちろん、一日の野菜の摂取量もアップさせる野菜の副菜を紹介します。

パプリカのピクルス

赤や黄に熟したパプリカはビタミンCの宝庫です。

材料［1人分］

赤、黄パプリカ（一口大）…各1/4個分（30g）
りんご酢（または白ワイン酢）、水…各大さじ1
砂糖…小さじ1
塩…少々

作り方

すべての材料を耐熱ボウルに入れて混ぜ、ふんわりラップフィルムをかけて、電子レンジに40秒かけ、混ぜて冷ます。

パプリカのピクルス
鉄／0.2mg
ビタミンC／96mg
エネルギー／27kcal

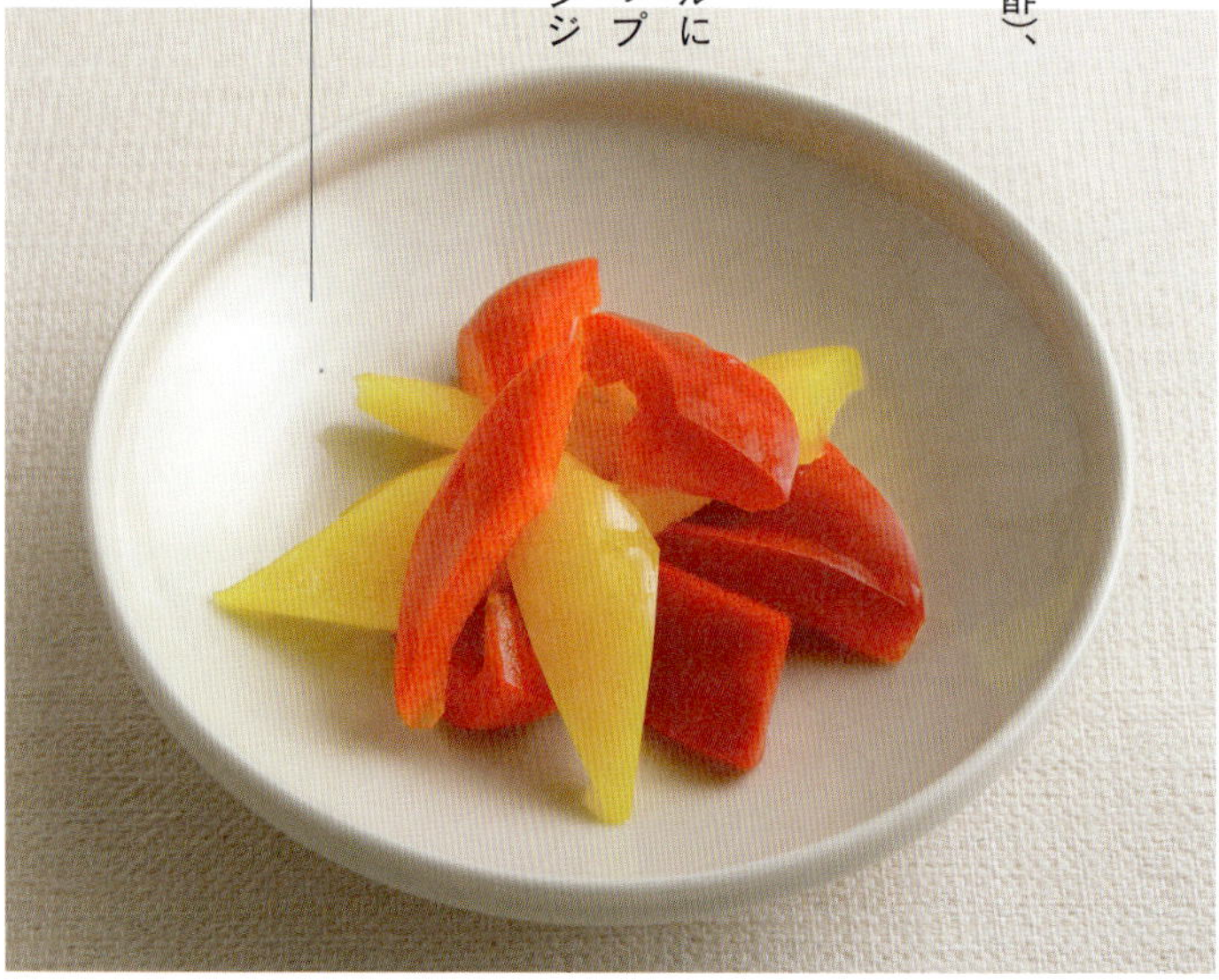

蓮根とハムのサラダ
鉄／0.5mg
ビタミンC／48mg
エネルギー／121kcal

蓮根とハムのサラダ

ビタミンCやカリウムを豊富に含む蓮根。電子レンジで加熱し、しゃきしゃきとした食感を生かします。レモンの酸味でさわやかに。

材料［1人分］

蓮根…小1/2節（80g）
ハム（細切り）…1枚分（15g）
A レモン汁、油…各小さじ1
　塩…ごく少々
　こしょう…少々

作り方

1　蓮根は薄い半月形に切り、酢水に放して水気をきる。耐熱皿にのせ、ふんわりラップフィルムをかけ、電子レンジに1分30秒かけて、ざるに上げて冷ます。
2　1が冷めたらハムと混ぜ、Aで調味する。

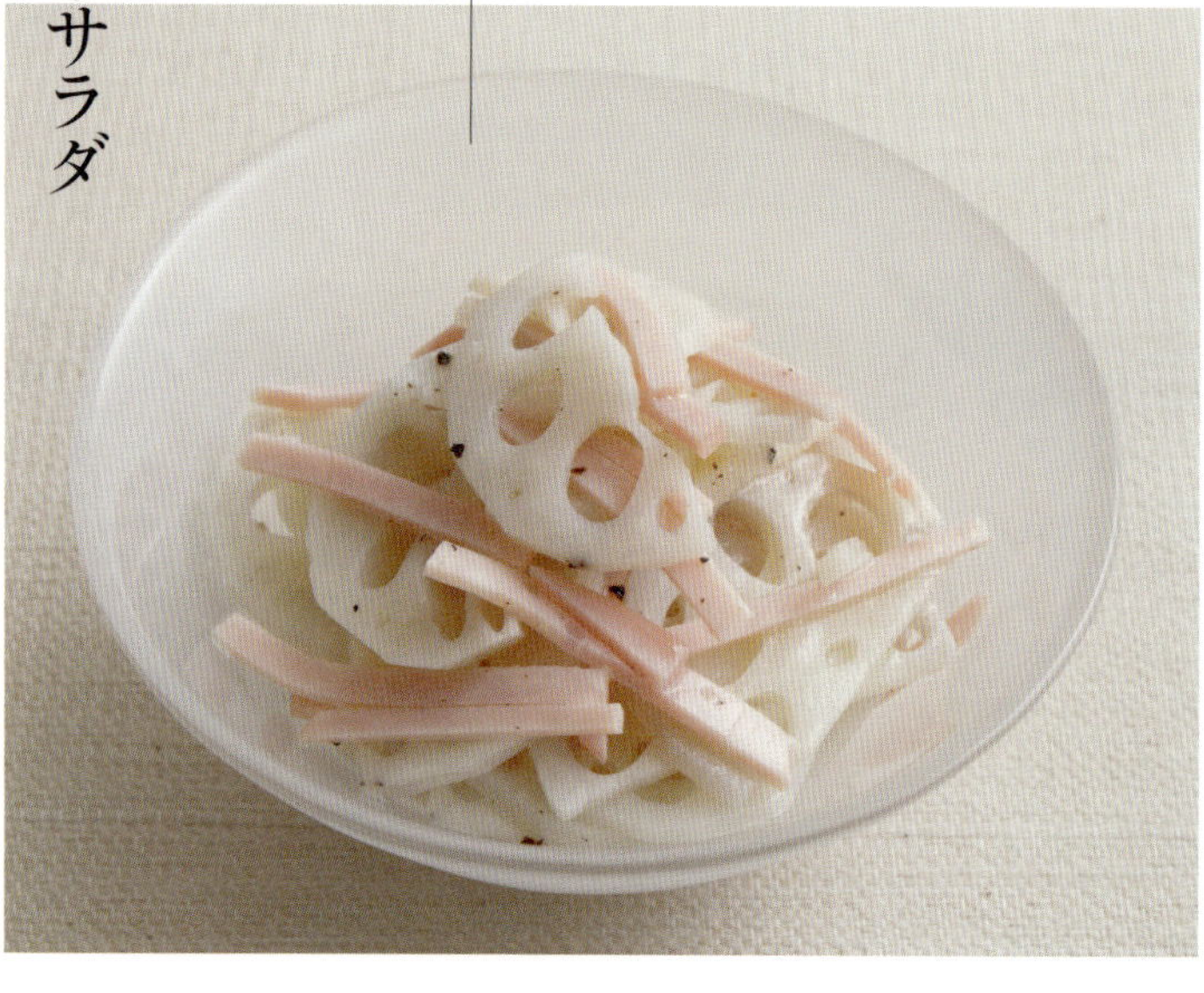

カリフラワーの梅干しあえ

ビタミンCはもちろんビタミンB群も豊富なカリフラワー。電子レンジで加熱し、梅干しと、鉄分豊富な削りがつおで調味するだけ。

材料［1人分］

カリフラワー（小房に分ける）…80g

A
- 梅干し（果肉をたたく）…小さじ⅓～½
- みりん…小さじ½
- 削りがつお…1g

作り方

1 カリフラワーは耐熱ボウルに入れて、ふんわりラップフィルムをかけ、電子レンジに30秒かける。

2 1の水気をしっかりきり、Aであえる。

＊カリフラワーは、小房に分けて水にさらすと、加熱したときにおいしくなる。

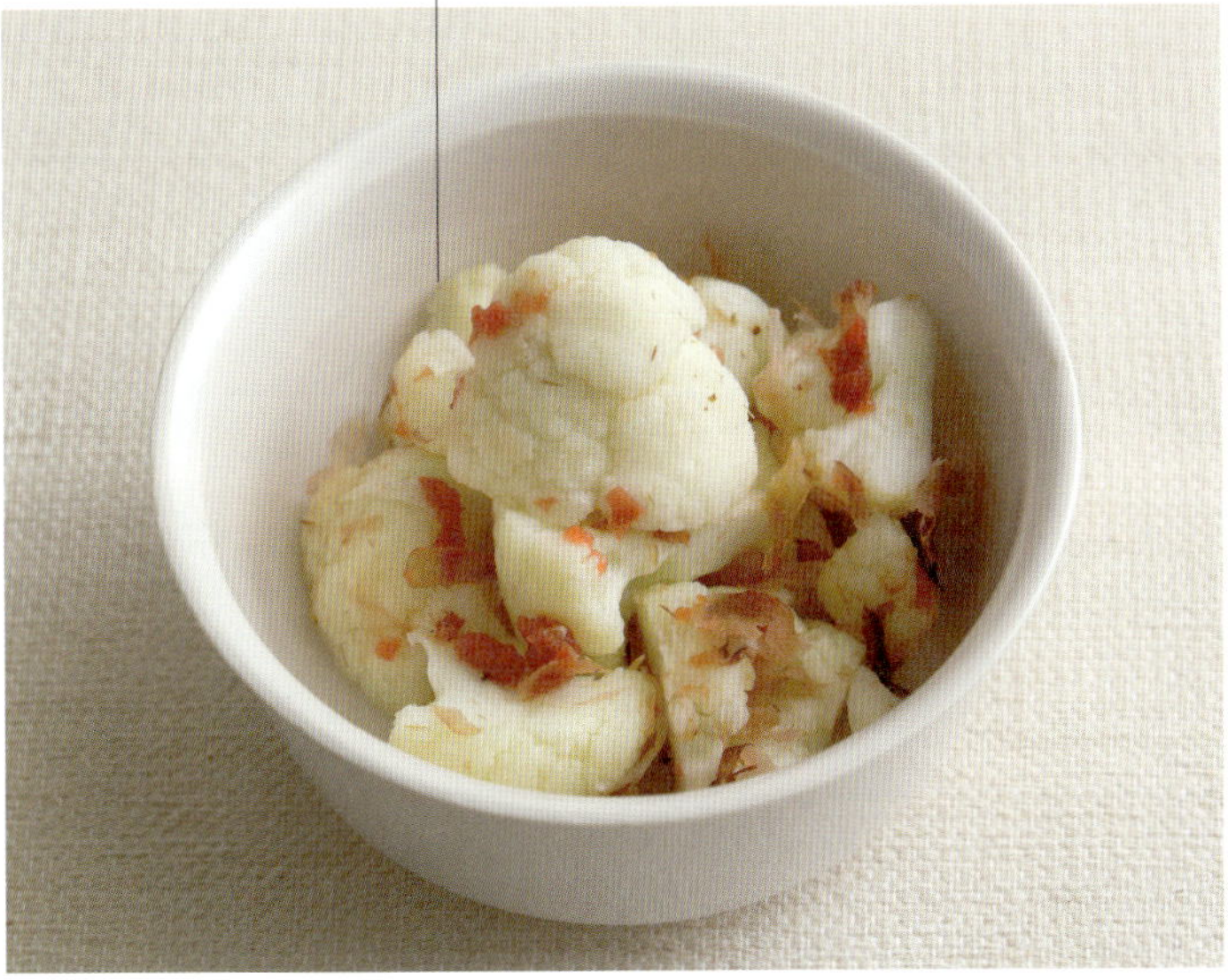

カリフラワーの梅干しあえ
鉄／0.6mg
ビタミンC／65mg
エネルギー／33kcal

コールスロー

キャベツはビタミンCのほか、抗潰瘍性作用のあるビタミンUなどさまざまなビタミンを含みます。それらの相乗効果で胃腸壁を強化して粘液の分泌を促します。

材料［1人分］

キャベツ（せん切り）…1½枚分（80g）

パセリ（みじん切り）…5g

ブロッコリースプラウト（洗って水気をきる）…小1パック（20g）

A
- マヨネーズ…小さじ2
- レモン汁…小さじ1
- カレー粉…少々
- 塩、砂糖…各ごく少々

作り方

ボウルにキャベツ、パセリ、スプラウトを入れ、Aを加えて混ぜる。

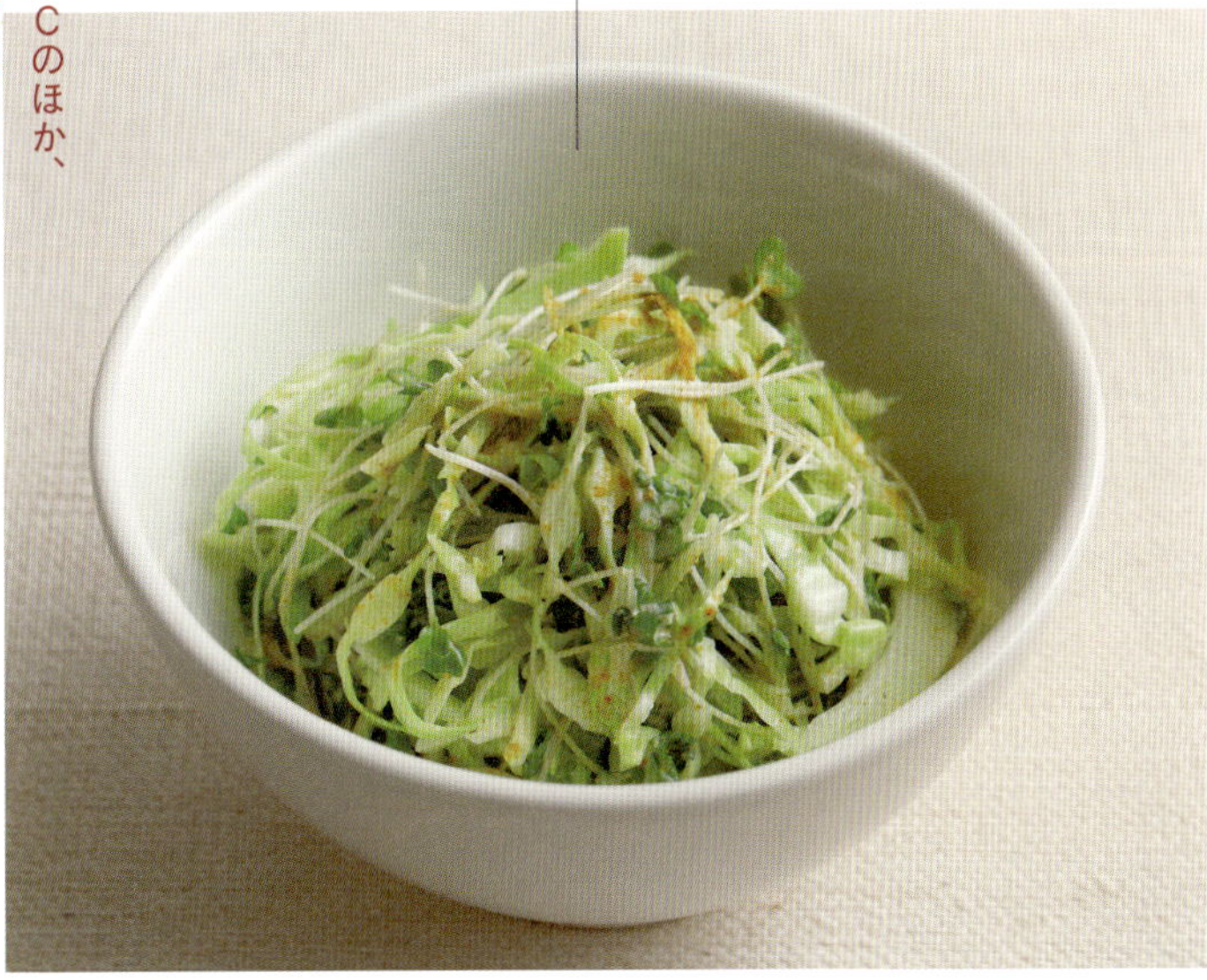

コールスロー
鉄／0.8mg
ビタミンC／51mg
エネルギー／81kcal

献立に加えたいビタミンCたっぷりのおかず

かぼちゃのきんぴら

栄養たっぷりのかぼちゃ。少量なので炒めずに、電子レンジで一気に調理します。

材料［1人分］

かぼちゃ（せん切り）…60g

A 油…小さじ⅓

しょうゆ、みりん…各小さじ½

黒いりごま…少々

作り方

耐熱皿にかぼちゃを入れてAをかけ、ふんわりとラップフィルムをかけて、電子レンジに1分20秒ほどかける。よく混ぜてごまをふる。

かぼちゃのきんぴら
鉄／0.4mg
ビタミンC／26mg
エネルギー／79kcal

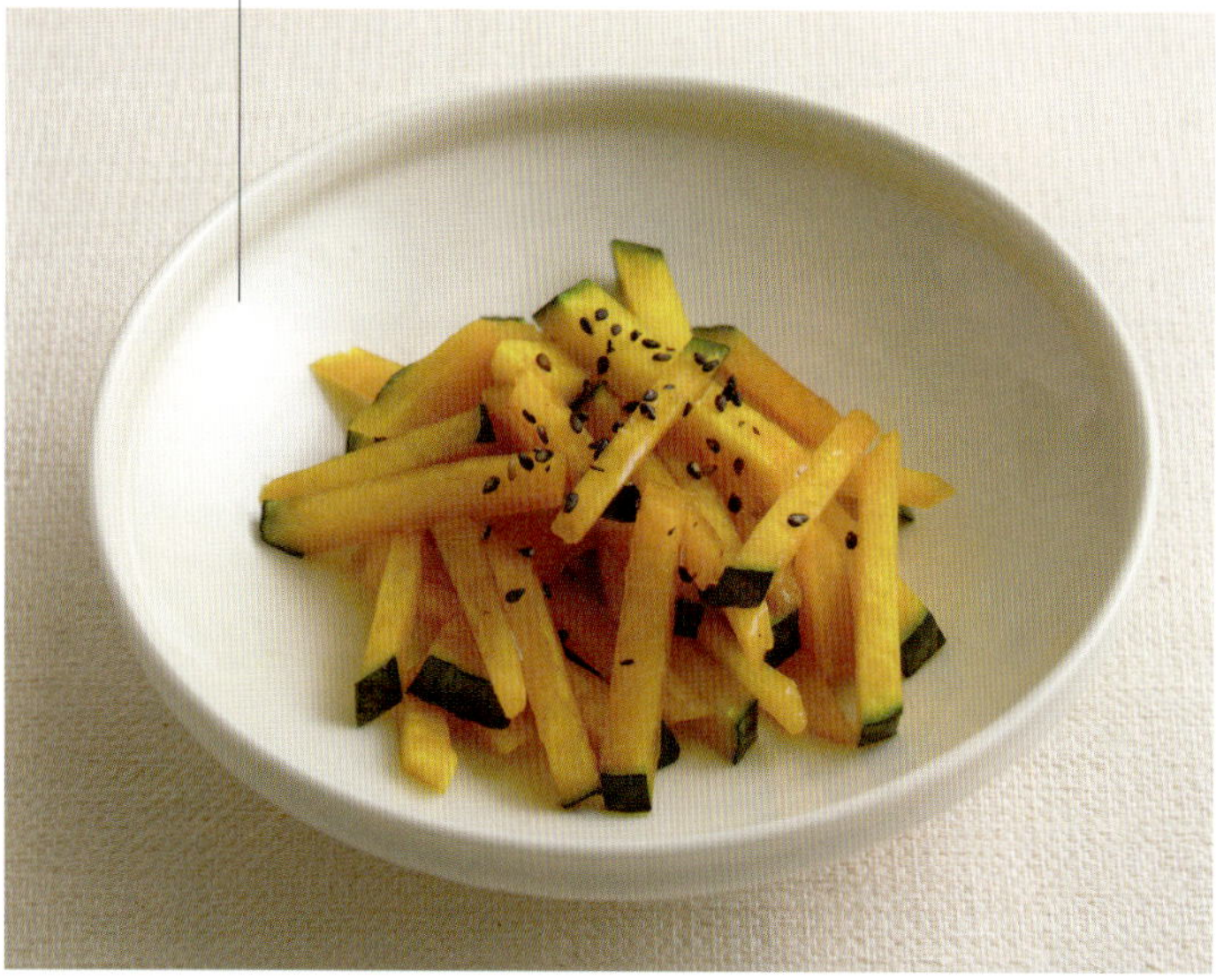

ポテトサラダ

鉄分の多いツナを加えてアレンジしました。

材料［1人分］

じゃがいも…1個（皮つき。120g）

ツナ水煮缶（有塩。汁ごと）…30g

スナップえんどう…4本

玉ねぎ（みじん切り）…大さじ1

A マヨネーズ…大さじ½

塩…ごく少々

こしょう…少々

作り方

1 じゃがいもは耐熱皿にのせ、ふんわりとラップフィルムをかけて、電子レンジに1分30秒かける。上下を返して1分30秒かけたら3分おき、皮をむいて軽くつぶし、ツナを混ぜる。

2 スナップえんどうは筋とへたを取り、塩、砂糖を同量入れた熱湯でゆで、冷水に放して、斜め2㎝幅に切り、水気をふく。

3 1、2と玉ねぎを混ぜ、Aで調味する。

ポテトサラダ
鉄／0.9mg
ビタミンC／57mg
エネルギー／167kcal

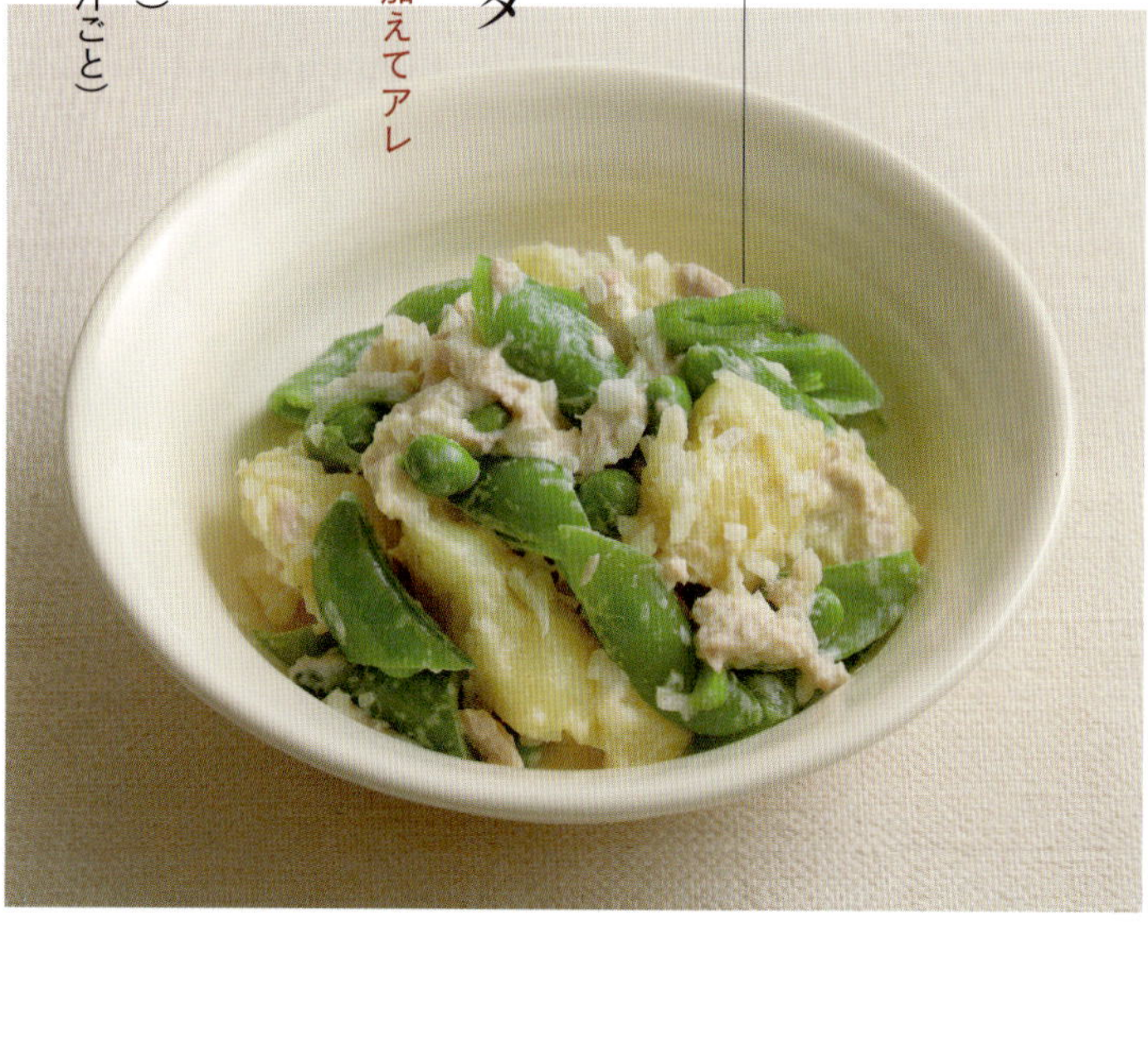

さつまいものレモン煮

カリウムやビタミンC、食物繊維が豊富です。電子レンジで加熱し、粗熱を取るときにレモン汁をいもにを浸透させます。

材料［1人分］

さつまいも（さいの目切り）…小½本分（80g）

A 砂糖…大さじ½
　水…大さじ1

レモン汁…小さじ1

作り方

1 さつまいもはさっと水にさらして、耐熱ボウルに入れ、Aをかけて混ぜ、ふんわりとラップフィルムをかけて、電子レンジに2分半ほどかける。

2 1にレモン汁をふって混ぜ、ラップフィルムを表面にはりつけ、そのまま冷ます。上下を混ぜて盛る。

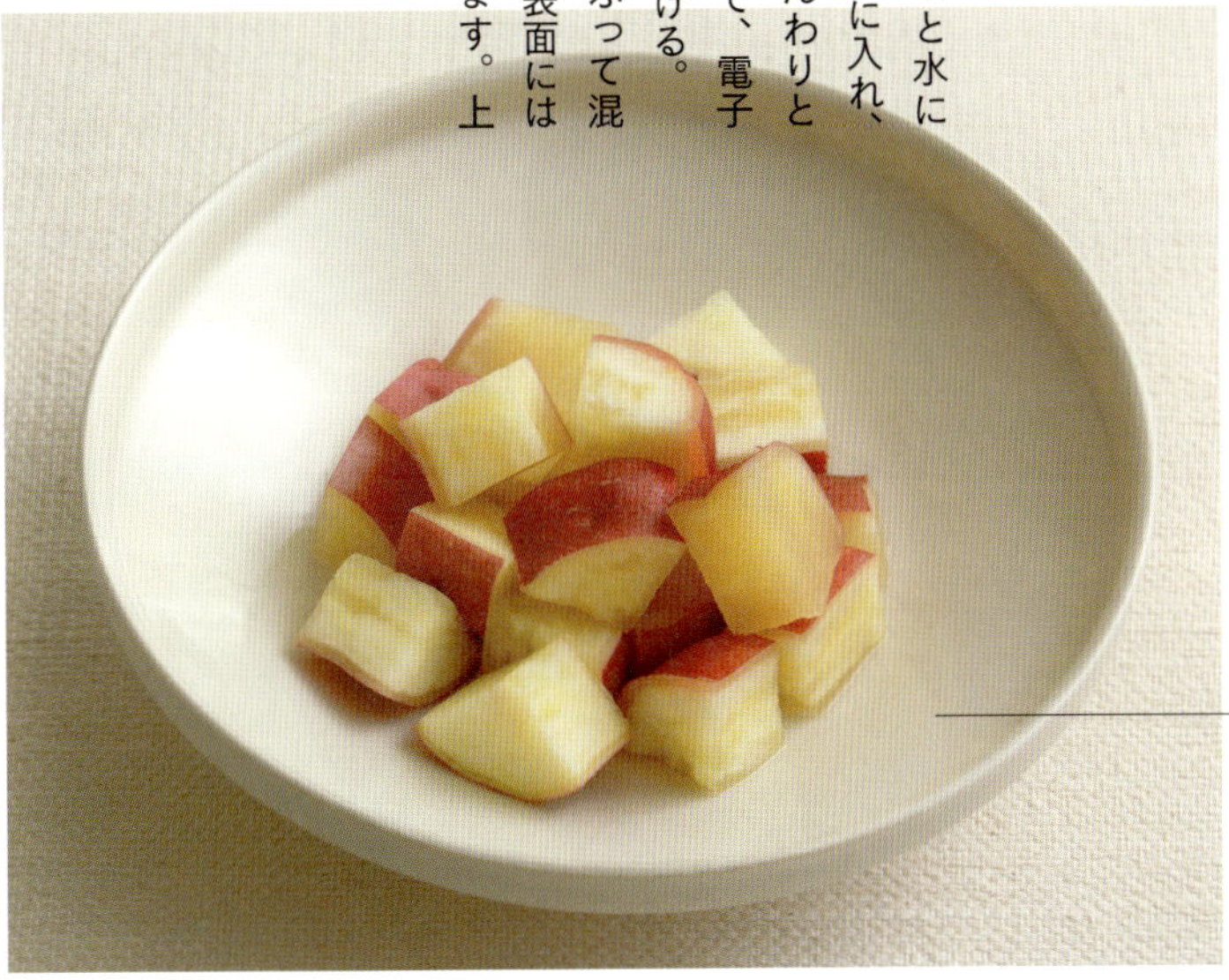

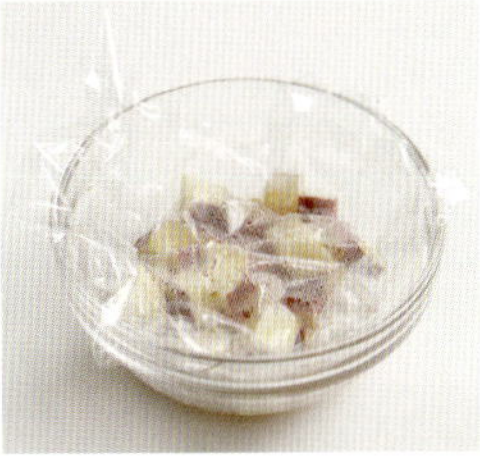

さつまいものレモン煮
鉄／0.6mg
ビタミンC／26mg
エネルギー／124kcal

かぶのとろみ煮

かぶ丸ごとの栄養分がいただける料理。

材料［1人分］

かぶ（皮ごとくし形切り）…小1個分（60g）

かぶの葉（2〜3cm長さ）…2個分（50g）

A だし汁…½カップ
　酒、みりん、うす口しょうゆ…各小さじ1

かにかまぼこ（ほぐす）…1本分（10g）

B かたくり粉…小さじ1
　水…小さじ2

おろししょうが…½かけ分

作り方

1 小鍋にAとかぶを入れて火にかけ、煮立ったらふたをして、弱火で2分ほど煮る。

2 1にかぶの葉を加えて1分ほど煮、かにかまぼこを混ぜて、Bでとろみをつけ、しょうがを混ぜる。

かぶのとろみ煮
鉄／1.4mg
ビタミンC／53mg
エネルギー／68kcal

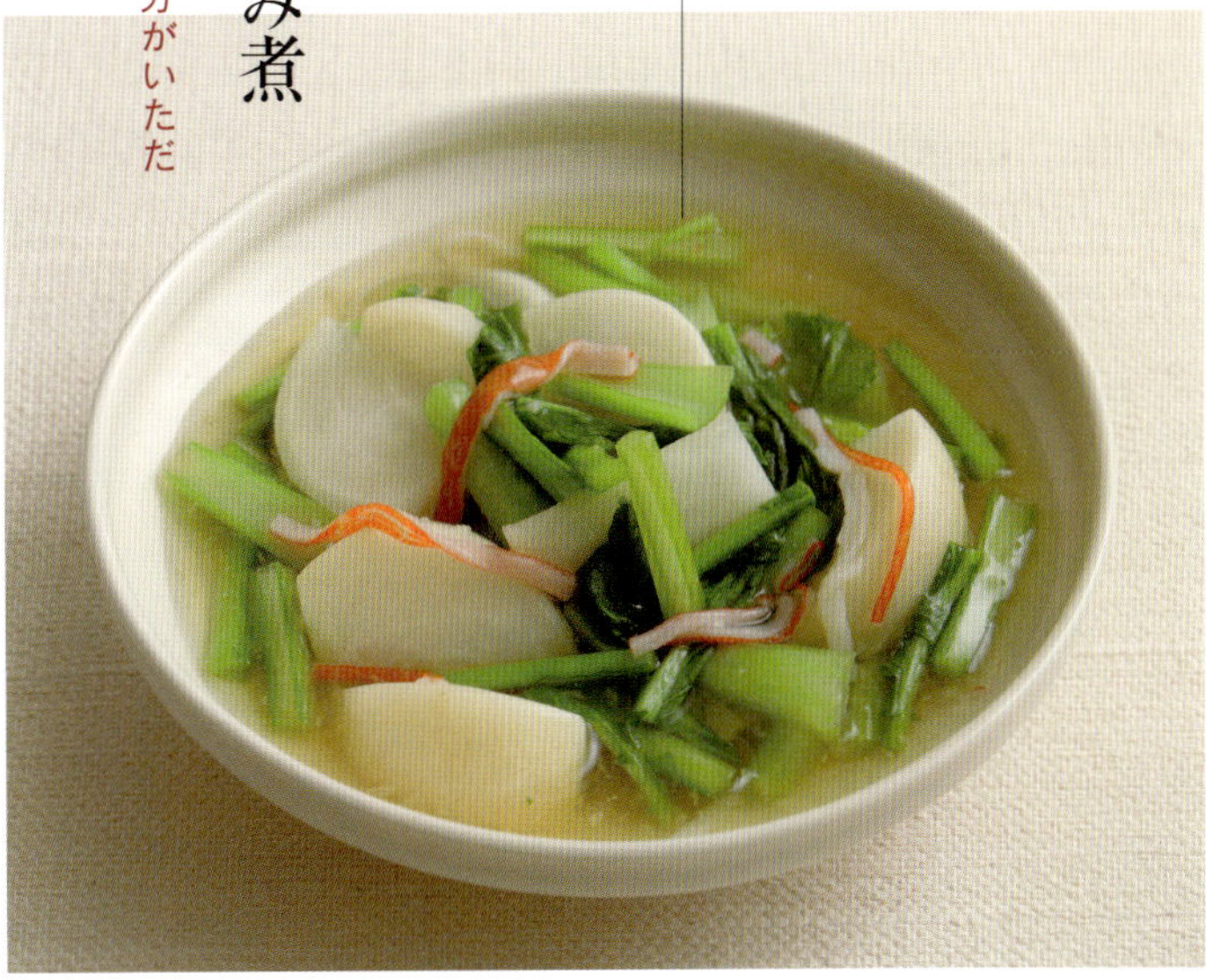

海藻を食べて生活習慣病を予防しましょう

海藻は、カルシウム、ヨード、鉄などのミネラル類やビタミン類、グルタミン酸などを豊富に含みます。これらが総合的に作用して、新陳代謝を活発にしてくれます。また血液をサラサラに変える効果が高く、高脂血症、糖尿病、高血圧などの生活習慣病を予防し、自然なダイエット効果も期待できる優れた食材です。豊富なカルシウムは、血液や体中の組織を強化する働きがあり、動脈硬化を防いだり、女性がかかりやすい、骨粗鬆症の予防にもなります。また、食物繊維も豊富で、腸内を掃除し、便通を促してくれます。海藻類の中でも、特に鉄を多く含むのがのりとひじきです。常備菜として、毎日の食卓に欠かさないようにしましょう。

海藻で作る常備菜

習慣づけて食べていただくための、わかめ、ひじきの常備菜を紹介します。

わかめのしょうが炒め

密閉容器に入れて冷蔵保存し、そのまま、あるいはアレンジして数日間楽しみます。ご飯に混ぜたり、青菜とあえたり、ラーメンのトッピングにしてもおいしい。

材料［作りやすい分量］

わかめ（水でもどして）…150g
しょうが（せん切り）…2かけ分
えのきだけ（半分に切る）…小1パック（80g）
A しょうゆ、酒、みりん…各大さじ½
　こしょう…少々
ごま油…小さじ2

作り方

1 わかめはよく洗って、水につけてもどし、水気を絞って、食べやすく切る。
2 フライパンに油を熱してしょうがをさっと炒め、えのきだけ、1を入れて炒める。
3 2の油が回ったら、Aをふって炒め合わせる。

わかめのしょうが炒めの展開

わかめスープ

材料［1人分］

わかめのしょうが炒め…30g
水…¾カップ
鶏ガラスープのもと、塩、粗びき黒こしょう…各少々

作り方

小さい鍋に分量の水を入れて沸かし、鶏ガラスープのもととわかめのしょうが炒めを加える。味をみて、塩、こしょうで調味する。

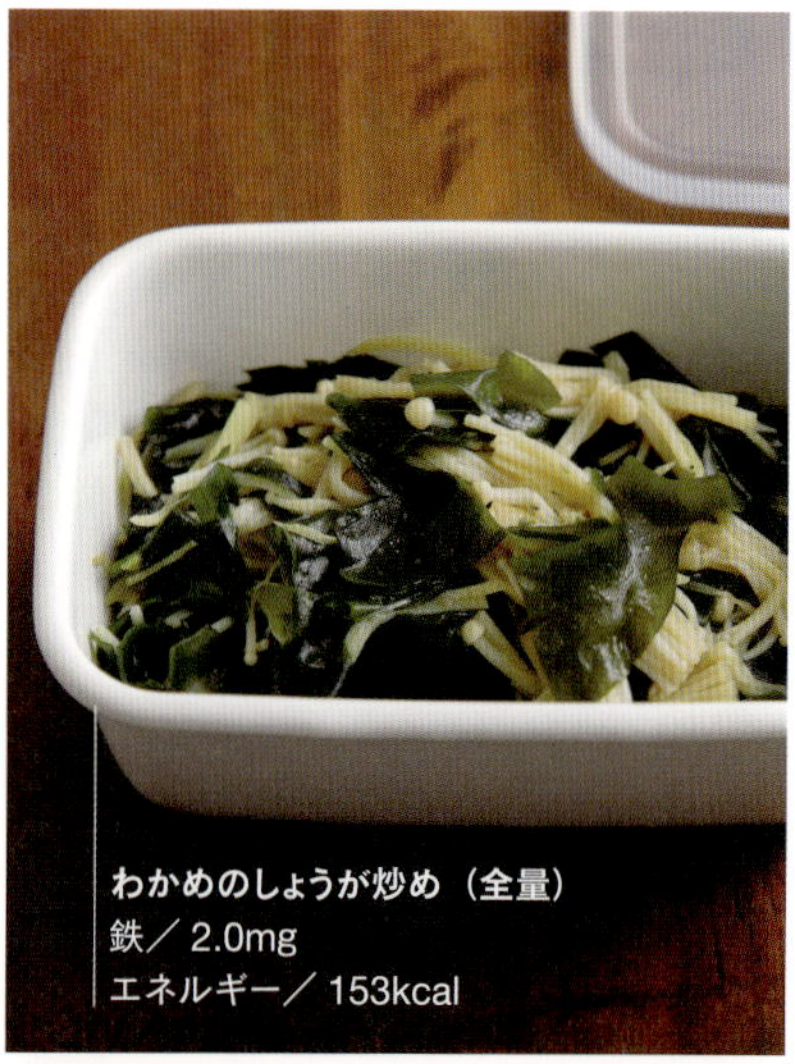

わかめのしょうが炒め（全量）
鉄／2.0mg
エネルギー／153kcal

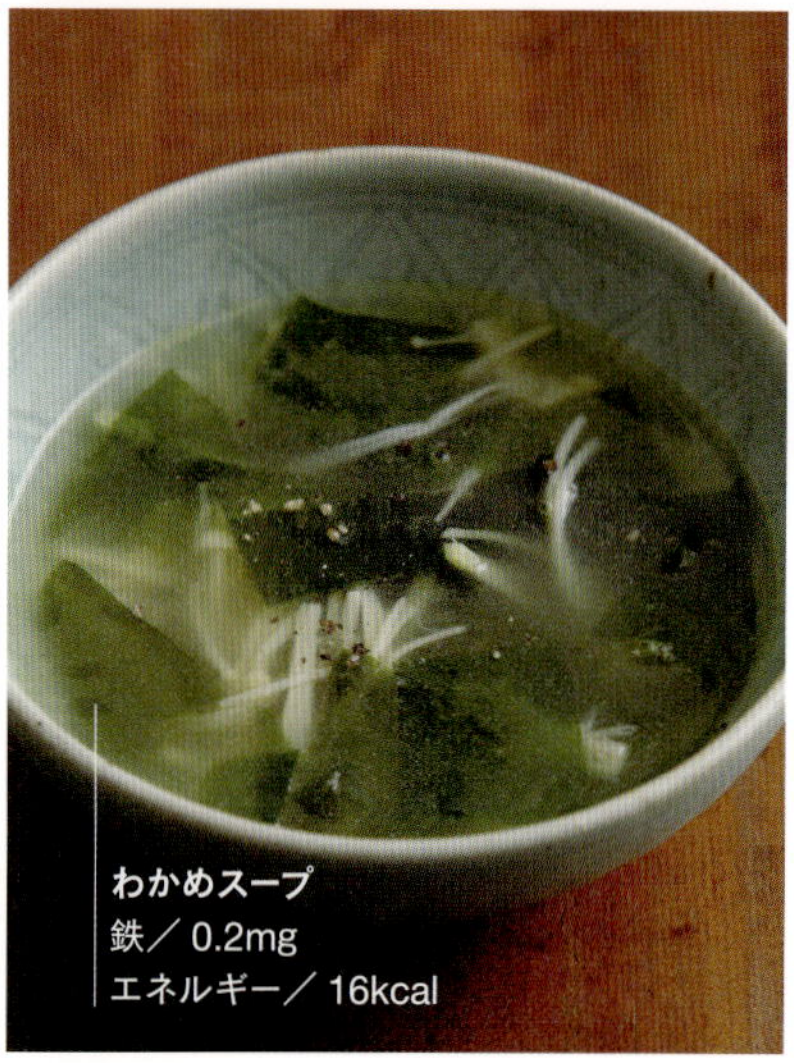

わかめスープ
鉄／0.2mg
エネルギー／16kcal

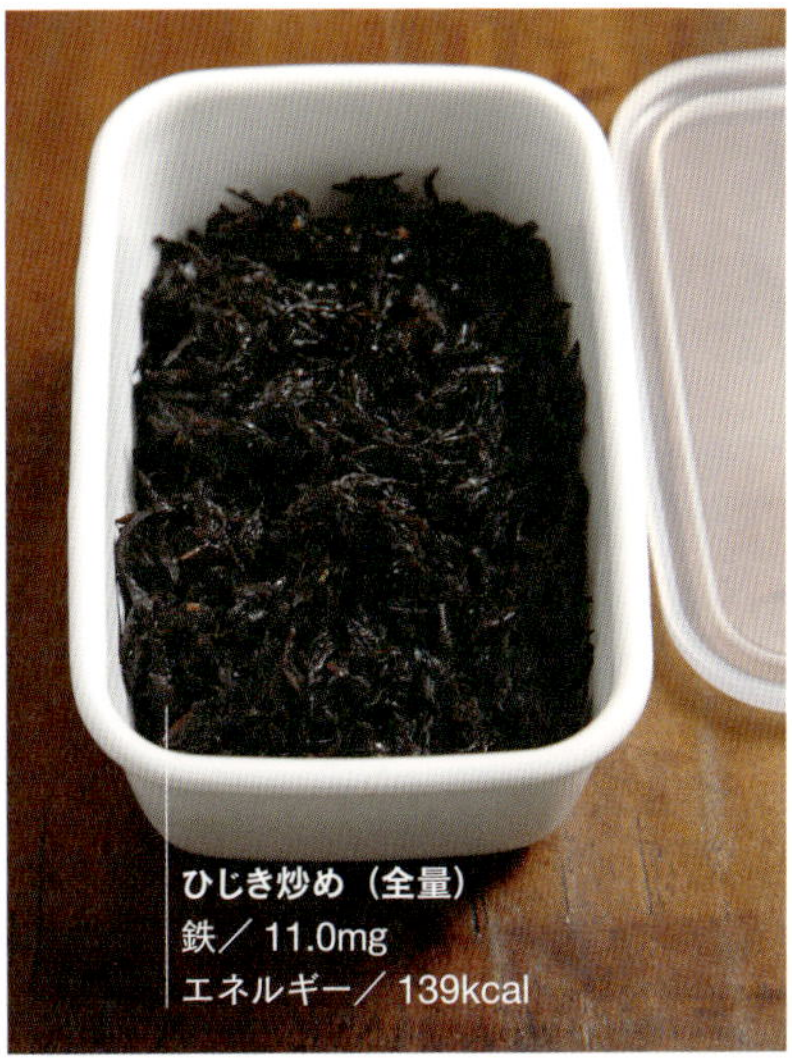

ひじき炒め（全量）
鉄／11.0mg
エネルギー／139kcal

ひじき炒め

ひじきを香りのいいオリーブ油で炒めました。チーズトーストや青菜とのあえ物、汁物に使えます。

材料［作りやすい分量］

芽ひじき（乾燥）…20g
塩…小さじ¼強
粗びき黒こしょう…少々
オリーブ油…大さじ1

作り方

1 芽ひじきは水に浸してもどし、水気をきる。
2 フライパンに油を熱し、芽ひじきを入れてよく炒める。塩、こしょうをふって、さっと炒める。
3 密閉容器に入れて冷まし、冷蔵保存する。

＊芽ひじきは水でもどすと180gほどになる。

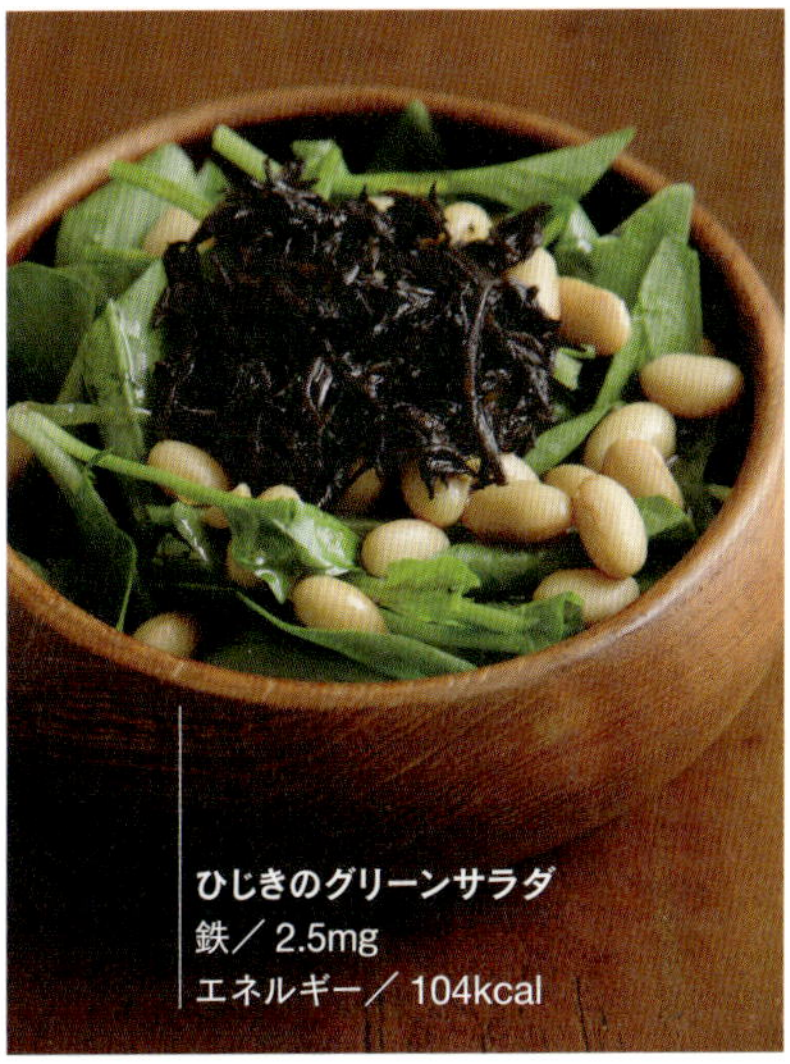

ひじきのグリーンサラダ
鉄／2.5mg
エネルギー／104kcal

ひじき炒めの展開

ひじきのグリーンサラダ

葉野菜とひじきがよく合います。

材料［1人分］

ひじき炒め…大さじ1（12g）
サラダほうれん草…½パック（50g）
大豆ドライパック…30g
A ぽん酢、オリーブ油…各小さじ1

作り方

1 サラダほうれん草は4cmに切って、水で洗い、水気をふく。
2 1を器に盛って、ひじき炒め、大豆をのせ、混ぜたAをかける。

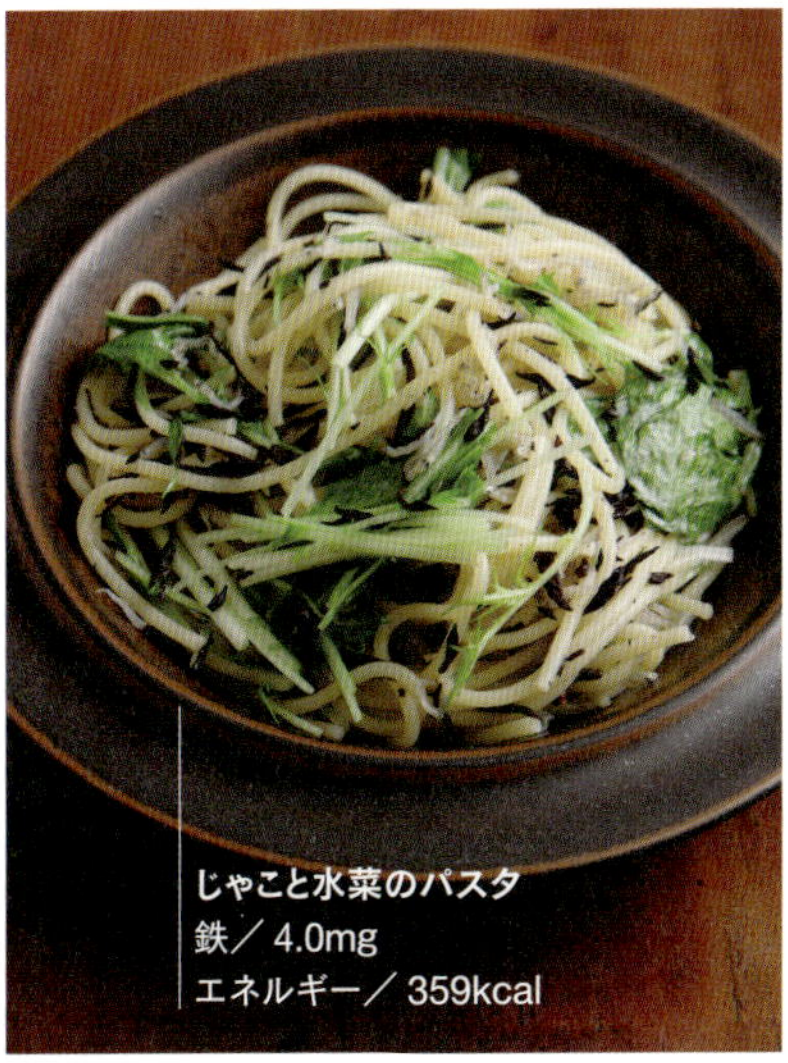

じゃこと水菜のパスタ
鉄／4.0mg
エネルギー／359kcal

ひじき炒めの展開

じゃこと水菜のパスタ

かりっと炒めたじゃこがおいしさのポイント。水菜は余熱でしんなりさせる程度に。

材料［1人分］

ちりめんじゃこ、ひじき炒め…各大さじ2
水菜（4cmに切る）…50g
スパゲッティ（半分に折る）…70g
A 水…1ℓ
　塩…小さじ1
にんにく（みじん切り）…少々
オリーブ油…小さじ1

作り方

1 鍋にAを煮立て、スパゲッティを入れて表示どおりにゆでる。
2 フライパンにオリーブ油とにんにくを入れて炒め、香りが立ったらじゃこを入れて炒める。ひじきを加えて一混ぜする。
3 湯をきったスパゲッティを2に入れて、中火にかけながら混ぜ、火を止めて水菜を混ぜる。

＊足りなければ塩を足す。

たんぱく質＋葉酸のおかず

葉酸は出産適齢期の女性に
欠かすことのできない
栄養素です。
また、女性ホルモンが減少する
更年期以降には、動脈硬化や
認知症の予防にも
その効果を発揮。
たんぱく質＋葉酸のおかずは、
一品でも栄養バランスに優れ、
健康な体の土台作りに
欠かせない料理といえます。

牛肉のステーキとブロッコリーと山芋のソテー

牛肉のたんぱく質にブロッコリーの葉酸をプラスした理想的な料理です。長芋、梅干しのたれでより食べやすく。

材料［1人分］

牛もも肉の赤身（ステーキ用）…80g
塩…ごく少々
こしょう…少々
にんにく（薄切り）…5～6枚
ブロッコリー（小房に分ける）…80g
長芋（厚みを3等分）…3～4㎝分（60g）
塩…ごく少々
オリーブ油…小さじ1½
A 梅干し（果肉）…小さじ¼
　ぽん酢、オリーブ油…各小さじ½

作り方

1 牛肉は室温に戻して、塩、こしょうをする。
2 フライパンにオリーブ油を熱してにんにくをかりっと焼き、にんにくと油少々を取り出す。
3 2のフライパンに長芋、ブロッコリーを入れてさっと炒め、塩をふってふたをし、1分半ほど蒸焼きにする。ブロッコリーを取り出し、長芋は上下を返してさっと焼いて取り出す。
4 フライパンをふいて2の油を戻し、牛肉を中火で焼き、焼き色がついたら返して焼く。これをアルミフォイルに包んで10分おく。
5 4を食べやすく切って野菜と皿に盛り、にんにくを散らしてAのたれをかける。

＊ブロッコリーの下ごしらえは78ページ参照。

いい油が貧血改善パワーをつくります

脂肪は女性ホルモンや細胞膜の原料にもなる大切な栄養素です。ただし、老化のスピードを早めて免疫力を下げる油脂（トランス脂肪酸が多いマーガリン、ファットスプレッド、ショートニングなど）がありますから、貧血改善のためにはたんぱく質と同様、いい油を選ばなければなりません。いい油には、最近話題の「オメガ3・脂肪酸」があり、青魚に多く健康にいい油として知られるDHAやEPA、α-リノレイン酸の総称です。

その健康効果を挙げてみますと、悪玉コレステロールを下げて、血液をサラサラにする効果があり、高血圧、心臓病、脳血管障害、脳神経障害、月経困難症などを予防するほか、疲労回復、関節痛やアレルギー症状の改善が期待できます。ただ、自分の体に必要な量を守り、とり過ぎには充分に気をつけて、サプリメントではなく食材からとるようにしましょう。

オメガ3は青魚類のほか、えごま、くるみ、亜麻仁油などにも含まれています。

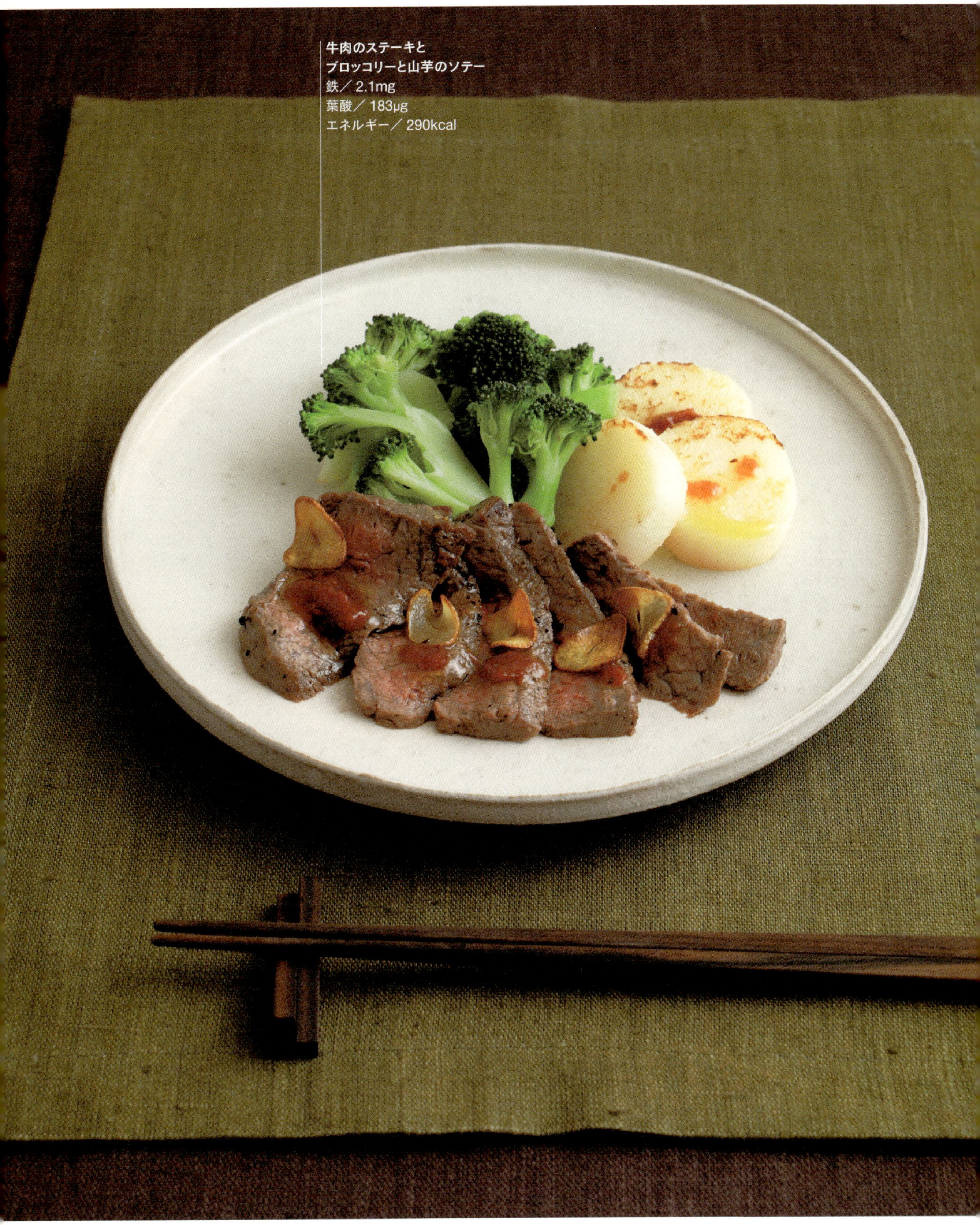

牛肉のステーキと
ブロッコリーと山芋のソテー
鉄／ 2.1mg
葉酸／ 183μg
エネルギー／ 290kcal

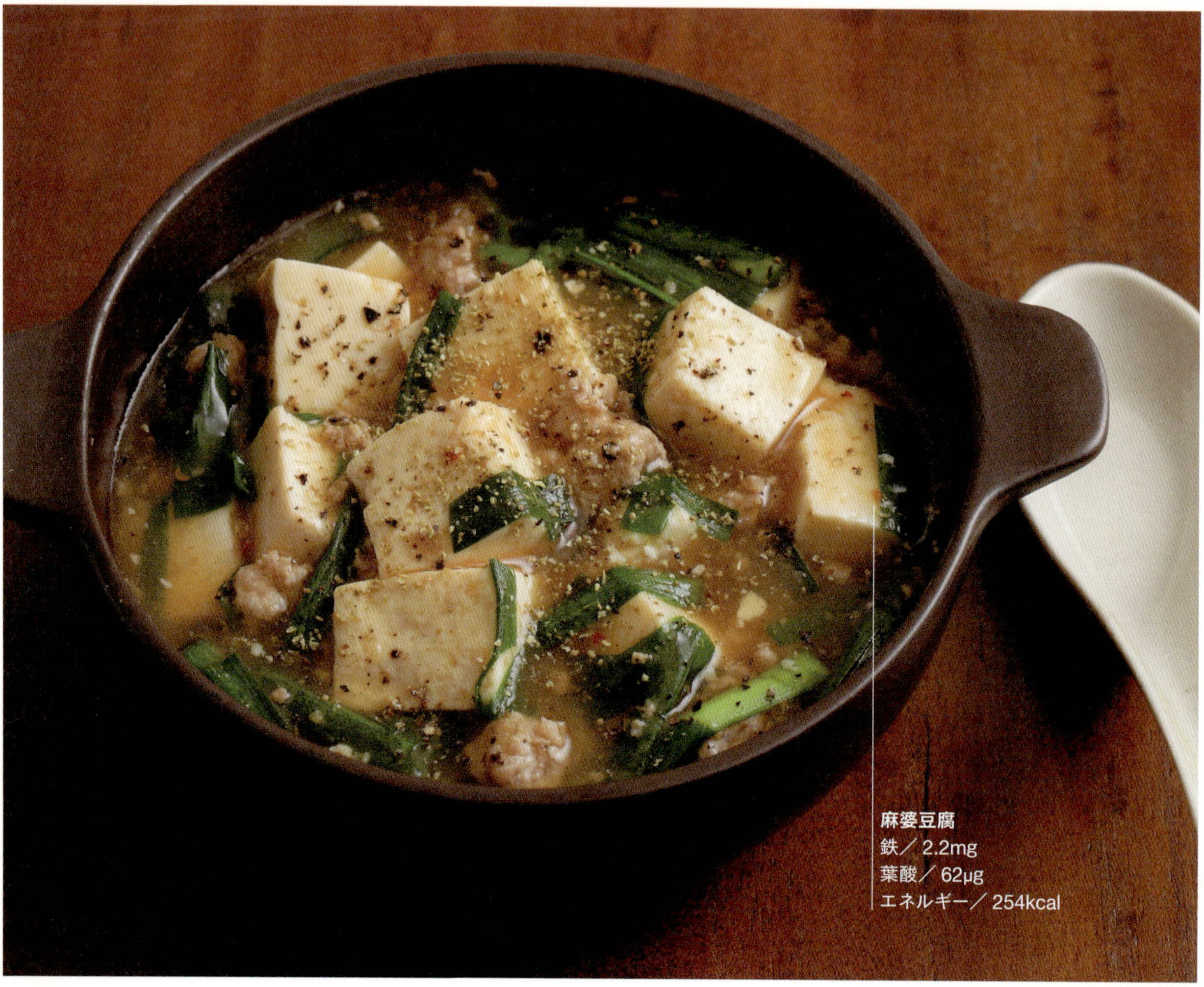

麻婆豆腐
鉄／2.2mg
葉酸／62μg
エネルギー／254kcal

麻婆豆腐

疲れた日でも食べやすいように、香辛料を控えめにした麻婆豆腐です。にらをプラスして風味よく仕上げています。

材料［1人分］

木綿豆腐（小角切り）…150g
にら（2㎝に切る）…40g

A
豚ひき肉…30g
おろししょうが…½かけ分
豆板醤…少々

B
水…½カップ
しょうゆ、酒…各大さじ½
砂糖、粗びき黒こしょう、鶏ガラスープのもと…各少々

C
かたくり粉…大さじ½
水…大さじ1

ごま油…小さじ1
粉ざんしょう、粗びき黒こしょう…各少々

作り方

1 フライパンに油を熱し、Aを入れて炒め、混ぜたBを入れて煮立て、豆腐を加えてふたをし、弱火で2分煮る。

2 にらを加え、Cを加減しながら入れてとろみをつけ、器に盛って、さんしょうとこしょうをふる。

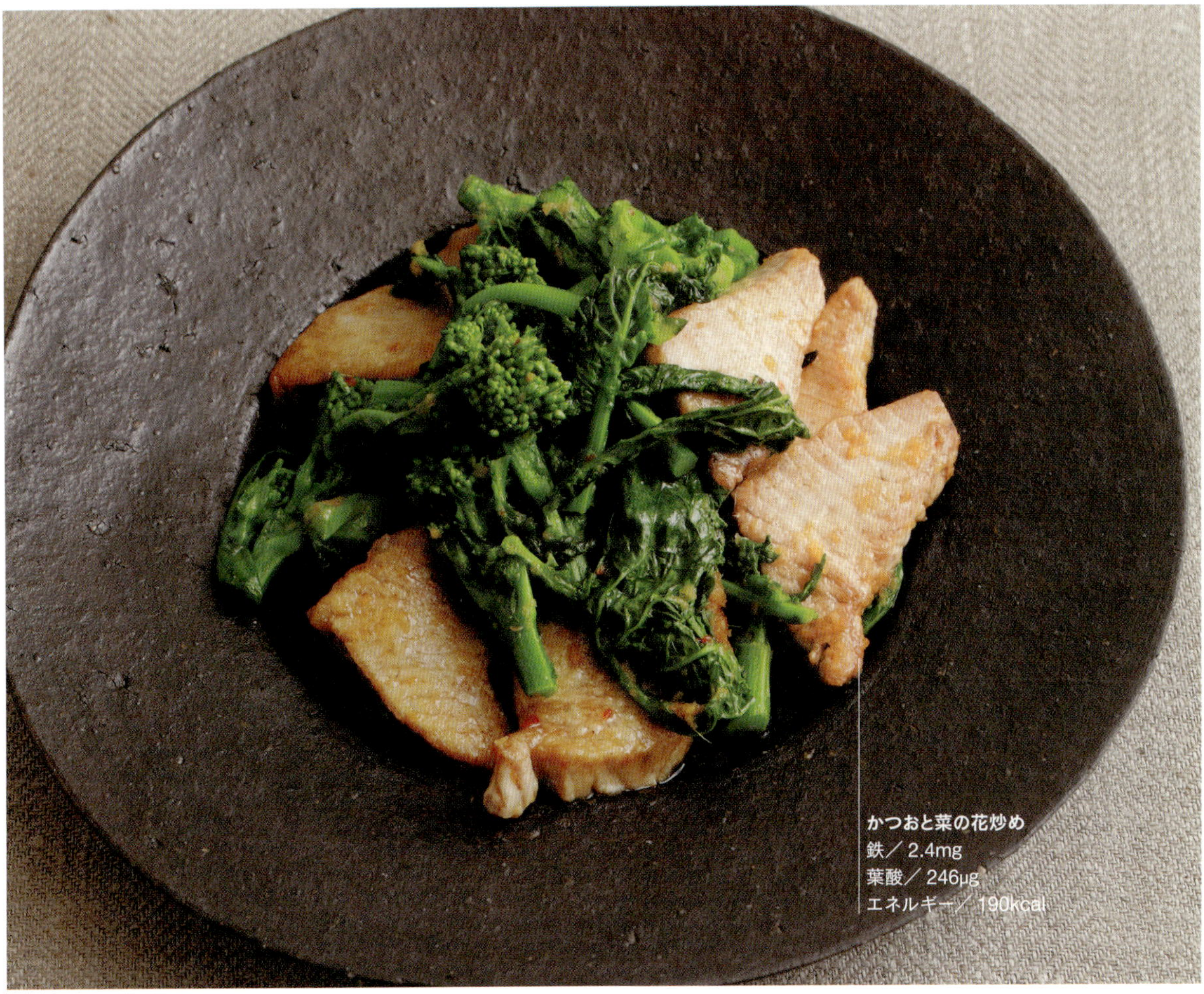

かつおと菜の花炒め
鉄／2.4mg
葉酸／246μg
エネルギー／190kcal

かつおと菜の花炒め

かつおの血合いに含まれる鉄分と菜の花に多く含まれる葉酸を組み合わせた効果的な一品。豆板醤の風味を添えて。

材料［1人分］

かつお（刺し身用。皮なし）…70g

A 塩…ごく少々
　こしょう…少々
　かたくり粉…小さじ½

菜の花…100g

B 酒…大さじ½
　しょうゆ…小さじ1弱
　砂糖、豆板醤…各少々
　おろししょうが…小さじ1

オリーブ油…大さじ½

作り方

1 かつおは1㎝厚さに切り、水気をふいてAで下味をつける。菜の花は4㎝に切って、さっと塩ゆでし、水にさっと放して、水気を絞る。

2 フライパンに油を熱し、かつおを入れて焼き、返したら端に寄せて、菜の花を加え、さっと炒める。

3 熱くなったら、混ぜたBを入れてさっと炒め合わせる。

＊かつおは刺し身用なので、レアでもいい。

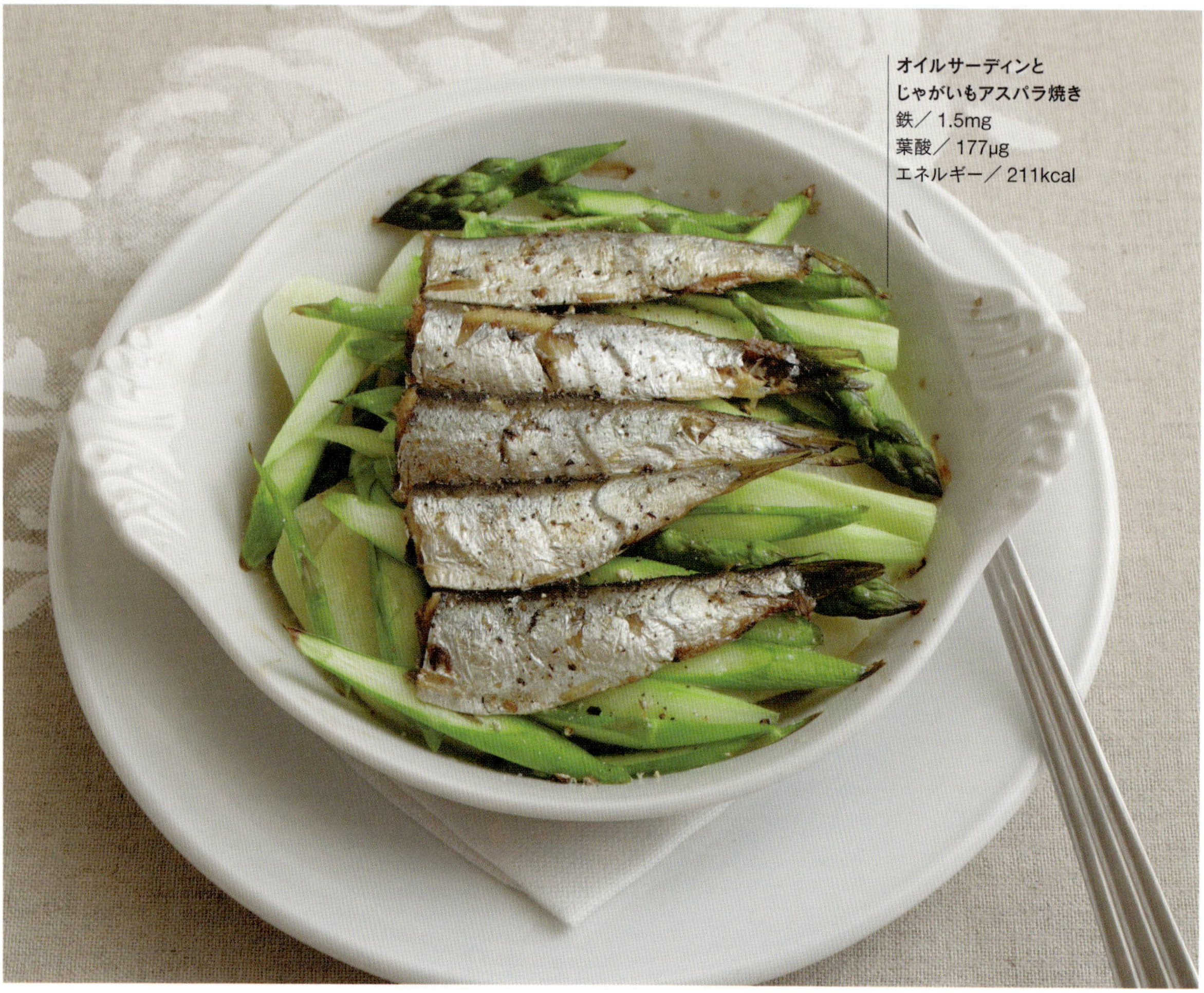

**オイルサーディンと
じゃがいもアスパラ焼き**
鉄／1.5mg
葉酸／177μg
エネルギー／211kcal

オイルサーディンとじゃがいもアスパラ焼き

いわしはコレステロール値を下げるエイコサペンタエン酸（EPA）などを豊富に含み、生活習慣病の予防に有効な食材です。じゃがいものビタミンC、アスパラの葉酸をプラスして。

材料［1人分］

- オイルサーディン…5尾（35g）
- 缶の油…小さじ1
- じゃがいも（薄切り。水にさらす）…1個分（100g）
- グリーンアスパラガス（斜め薄切り）…4本分
- A
  - 水…大さじ1
  - 塩…ごく少々
- 塩、粗びき黒こしょう…各少々

作り方

1 じゃがいもは耐熱皿に並べ、ふんわりラップフィルムをかけ、電子レンジに2分ほどかける。アスパラは耐熱皿に入れ、Aをかけてふんわりラップフィルムをかけ、電子レンジに1分かけて、水気をきる。

2 グラタン皿にじゃがいもを並べ、軽く塩をし、アスパラ、サーディンをのせ、缶の油を回しかける。

3 2をオーブントースターに入れて4～5分焼き、焦げ目がついたら塩と黒こしょうをふって仕上げる。

＊塩気が足りなければ塩少々、またはレモン汁などをふる。

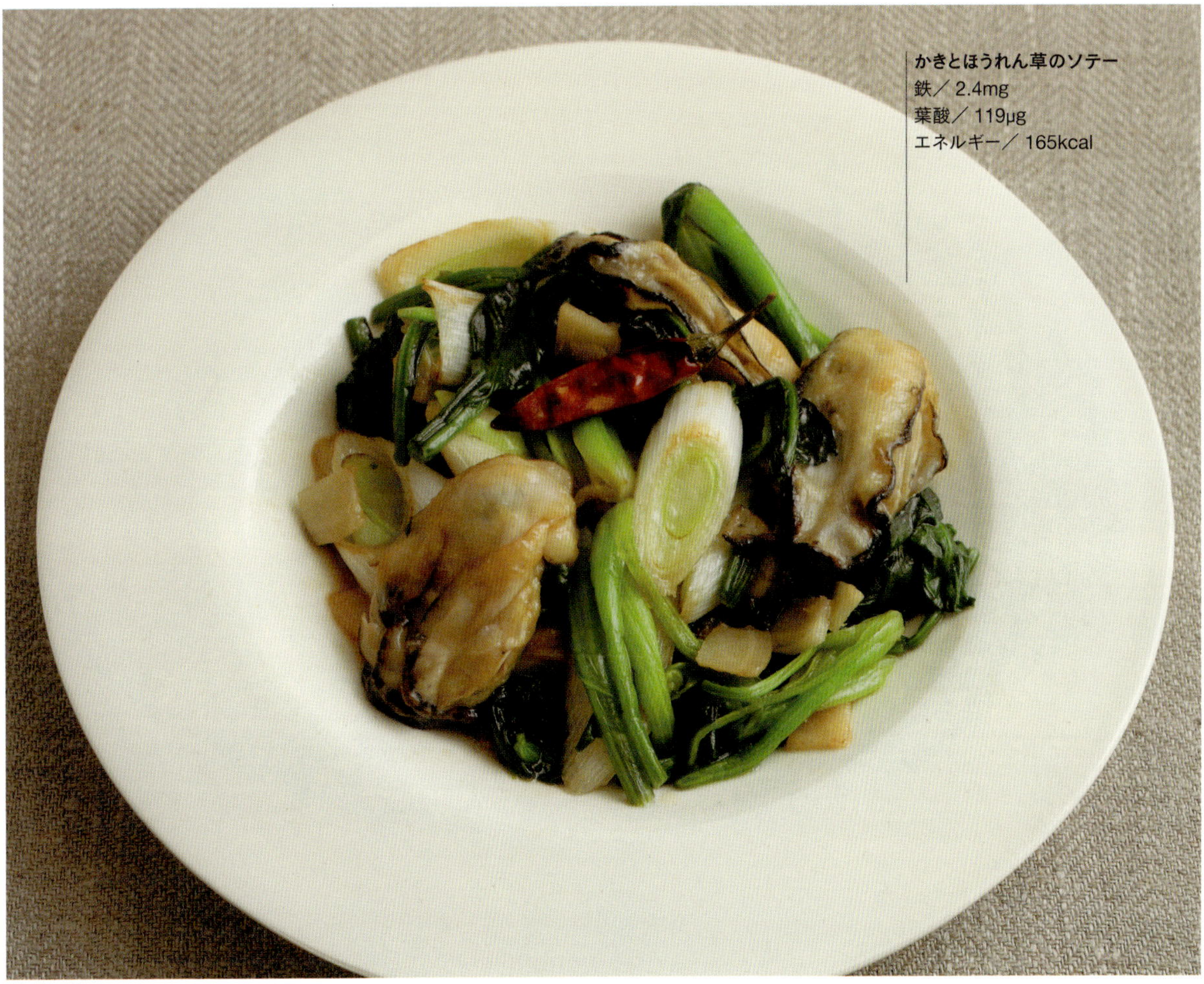

かきとほうれん草のソテー
鉄／2.4mg
葉酸／119μg
エネルギー／165kcal

かきとほうれん草のソテー

かきは鉄分が多いうえに、その吸収率も高いパワー食材です。葉酸が豊富なほうれん草と炒めた最強の組合せは、おいしさも抜群。

材料［1人分］

かき（加熱用のむき身）…80g
かたくり粉…小さじ2
A
- しょうが（1㎝角の薄切り）…1かけ分
- 長ねぎ（斜め薄切り）…5㎝分
- 赤とうがらし…1本

ほうれん草（塩ゆでする）…70g
B
- しょうゆ、砂糖、酢、酒…各小さじ1

油…大さじ½

作り方

1 かきはかたくり粉小さじ1をまぶし、水で洗って水気をふき、改めてかたくり粉小さじ1をまぶす。

2 フライパンに油を熱してAをさっと炒め、かきを焼きつけ、上下を返して火を通す。

3 ほうれん草を加えて、炒めてBをふり、手早く炒め合わせる。

＊ほうれん草のゆで方は75ページ参照。

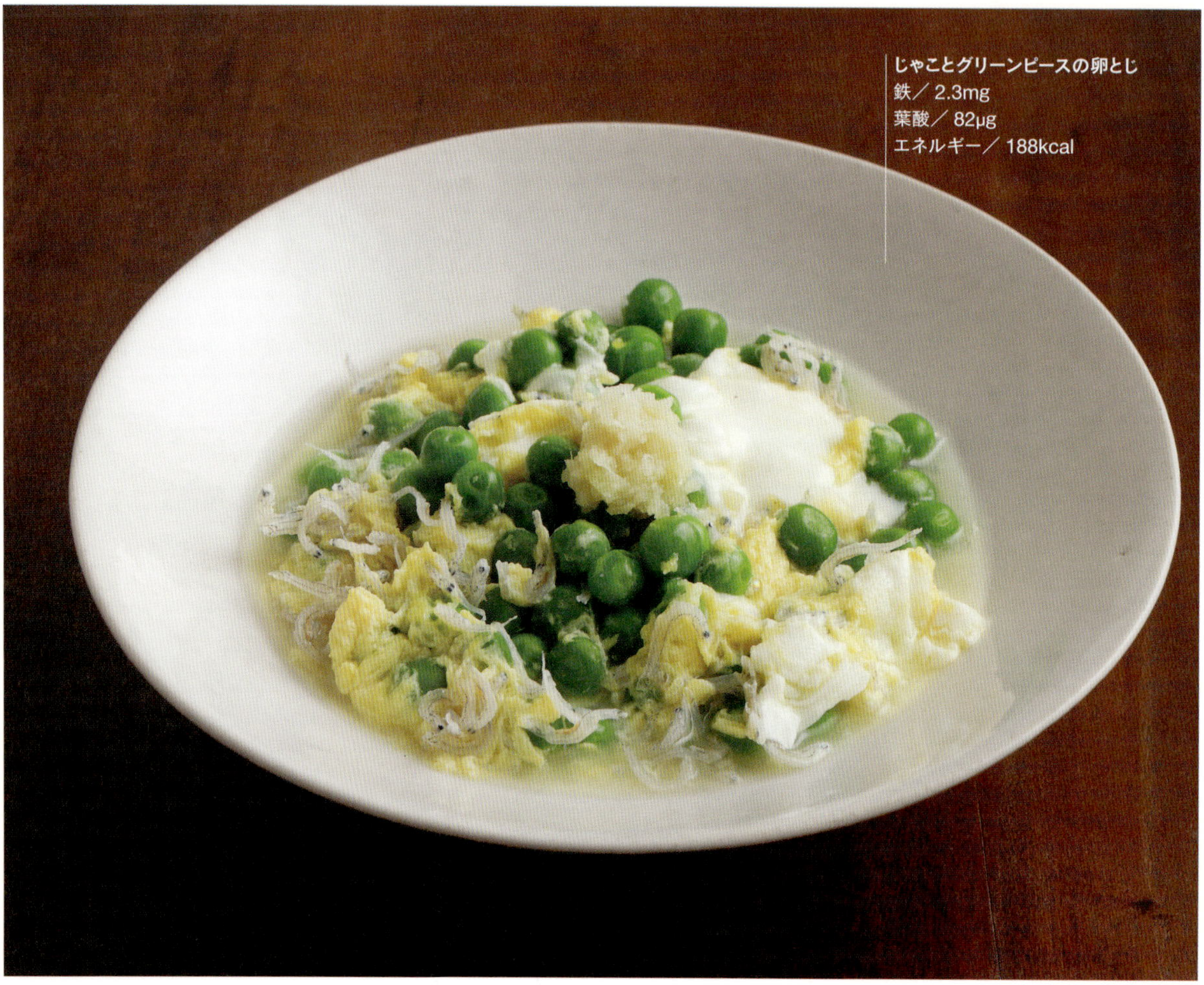
じゃことグリーンピースの卵とじ
鉄／2.3mg
葉酸／82μg
エネルギー／188kcal

じゃことグリーンピースの卵とじ

初夏が旬のグリーンピースは、たんぱく質や糖質のほか、カロテン、鉄、ビタミンCやB_1が多く含まれています。じゃこのうまみを生かして薄味に仕上げ、卵でとじた品のいい料理です。

材料［1人分］

グリーンピース（正味）…70g
ちりめんじゃこ…大さじ2
卵…1個
A　だし汁…80〜100㎖
　　酒…大さじ1
　　うす口しょうゆ、みりん
　　…各小さじ½
おろししょうが…½かけ分

作り方

1　グリーンピースは塩ゆでして、湯を半分捨てて水をひたひたに注ぐ。
2　浅い小鍋にじゃことAを煮立てる。
3　2を1分ほど煮たら、水気をきったグリーンピースをさっと煮、とき卵を回しかけて煮、しょうがを添える。

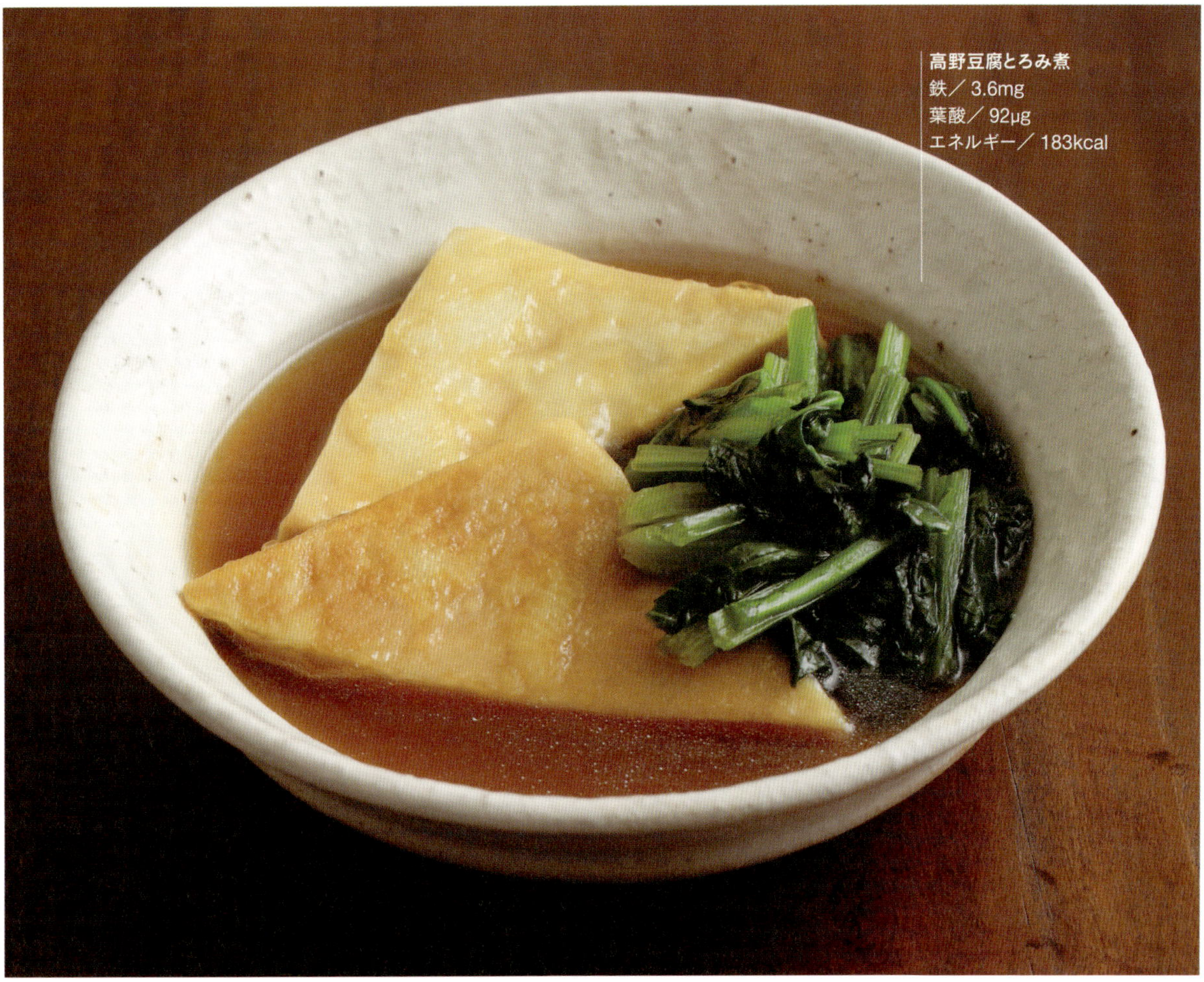
高野豆腐とろみ煮
鉄／3.6mg
葉酸／92μg
エネルギー／183kcal

高野豆腐とろみ煮

たんぱく質、カルシウムがともに多い高野豆腐は、消化のいい食材です。水でもどし、かたくり粉をまぶして油で焼くと、とろりとした食感になります。

材料［1人分］

高野豆腐…1枚（18g）
かたくり粉…適宜
小松菜…80g
A だし汁…100〜120㎖
　しょうゆ、酒、砂糖…各大さじ½
油…小さじ1

作り方

1 高野豆腐はぬるま湯につけてもどし、両手ではさんで水気を絞って、斜め半分に切る。小松菜は根元を深く十文字に切り、流水で洗って、4㎝に切る。

2 1の高野豆腐にかたくり粉を薄くまぶす。

3 フライパンに油を熱し、2の両面を焼く。Aを加えて煮立て、ふたをして2分ほど煮て、小松菜を加え、好みの程度に2〜3分ふたをして煮る。

葉酸は脳梗塞、心筋梗塞、認知症予防にも効果的です

葉酸は「造血のビタミン」とも呼ばれ、骨髄で新しい赤血球が作られるときに必要とされる大切な栄養素です。巨赤芽球性貧血、葉酸欠乏性貧血の予防のほか、いくつもの健康効果があり、最近では大腸がんの予防効果まで報告されています。

海外の研究では、血液中の葉酸の濃度が増すと、アミノ酸の一種であるホモシステインの値が減ることがわかっています。このホモシステインは動脈硬化の危険因子として知られているもので、脳梗塞、心筋梗塞、認知症の予防などにも葉酸摂取の必要性が大きいことが、さらに確認されました。このため世界52か国では、小麦などの穀類に葉酸を添加して、葉酸摂取量を増やす政策をとっています。いちはやく、1998年に穀類の葉酸強化を導入した米国では、'99年以降脳卒中死亡率が急激に低下するという効果を上げました。

日本では、厚労省が「日本人の食事摂取基準」の中で、成人は一日に240μg（1μgは1000分の1mg）の葉酸を摂取するように推奨し、妊婦は440μg、授乳時には340μgをすすめています。2000年からの母子健康手帳にも、胎児奇形の発生予防に400μgが必要と記載されるようにはなりました。しかし、女子栄養大学の香川靖雄副学長は、成人男女には一日400μgは必要と、ずいぶん以前から提言してきています。

同大学の地元、埼玉県坂戸市では、香川副学長の指導のもとに、米国と同じ比率の穀類100gに対し葉酸140μgを添加する、健康づくりの施策が根をおろしています。

葉酸うどんや葉酸卵（鶏の餌に葉酸を加えたもの）などが製品化され、協力を申し出たパン屋の店頭には葉酸入りの小麦粉を使ったパンが並び、大学の代理部では葉酸入りのレトルトカレーや葉酸ドレッシングも販売されています。この試みは国の内閣府にも「坂戸葉酸プロジェクト」として認められ、市民に血清葉酸値の上昇という成果が出ています。

ところで、葉酸はほうれん草から発見されたのでこの名がついたのでしたね。

確かに葉物には葉酸がたくさん含まれていますが、私たちが食べるときは、ゆでて利用することがほとんどです。このときに、お湯の中に栄養素が溶け出してしまう「調理損失」も考えなければなりません。だいたい普通の調理損失は10%といわれ、鉄などのミネラル類の吸収率も10%です。あまり神経質になる必要はありませんが、葉酸は水溶性ビタミンのため失われる率が高いので、やはりなるべく多くとりたいものです。野菜以外では、鶏レバー、焼きのり、栗などにも多く含まれます（13ページ参照）。

ほうれん草はゆでて冷蔵保存を

ほうれん草や小松菜などの青菜は、多めにゆでておき、冷蔵保存をしておくと便利です。体にいいことはわかっていても、なかなか食べられないという人には、この際ぜひ習慣づけていただきたいものです。

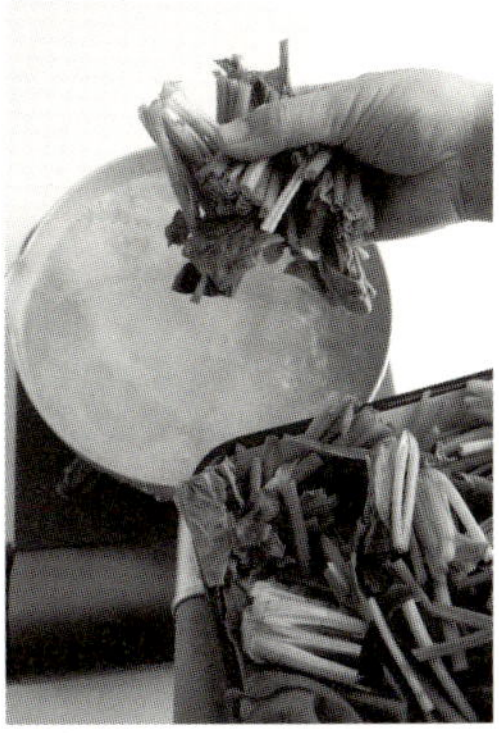

ほうれん草のゆで方

1 ほうれん草大1束（300g）は、根元を十文字に切って汚れを流水でよく洗う。これをざるに上げて水気をきり、4cmに切る。

2 鍋に2ℓの熱湯を沸かし、塩大さじ1強（20g）を加える。ほうれん草を軸からふたつかみほど入れて、好みの加減にゆで、網ですくって冷水に放す。残りもすべて同様の手順でゆでる。

3 2をざるに上げ、水気を手で絞って密閉容器に入れる。

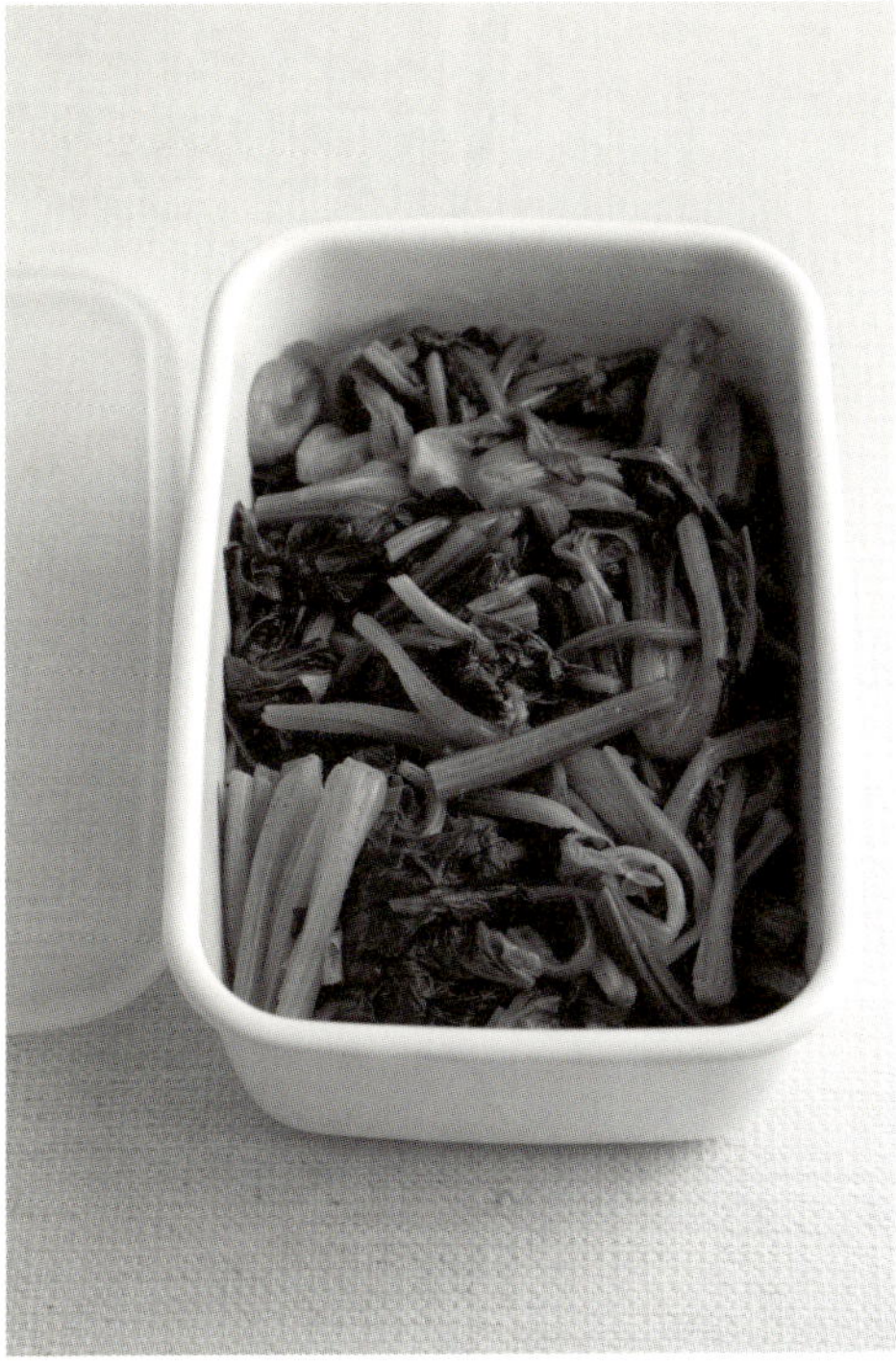

＊冷蔵庫で保存する。2～3日が保存の目安。
＊みそ汁、炒め物、弁当のおかずなどに展開する。

ほうれん草100gあたりの調理損失

	エネルギー	鉄	ビタミンC	葉酸
生	20kcal	2.0mg	35mg	210μg
ゆでる	**25kcal**	**0.9mg**	**19mg**	**110μg**

ゆでほうれん草の展開

ほうれん草のココット

朝食におすすめ。ココットの焼上り直前に、パンも一緒に入れて焼くといいでしょう。

材料［1人分］
ほうれん草（ゆでて）…70g
玉ねぎ（薄切り）…50g
ウィンナーソーセージ（斜め薄切り）…1本分（25g）
塩…ごく少々
こしょう…少々
卵…1個
ピザ用チーズ…15g
オリーブ油（またはバター）…小さじ1

作り方

1 フライパンに油を熱し、玉ねぎをしんなりするまで炒め、ウィンナー、ほうれん草を入れて熱くなるまで炒める。軽く塩、こしょうをしてグラタン皿に移し、真ん中をあけて、卵を割り入れ、ピザ用チーズをふる。

2 1をオーブントースターで4～5分焼き、黄身をつぶしていただく。

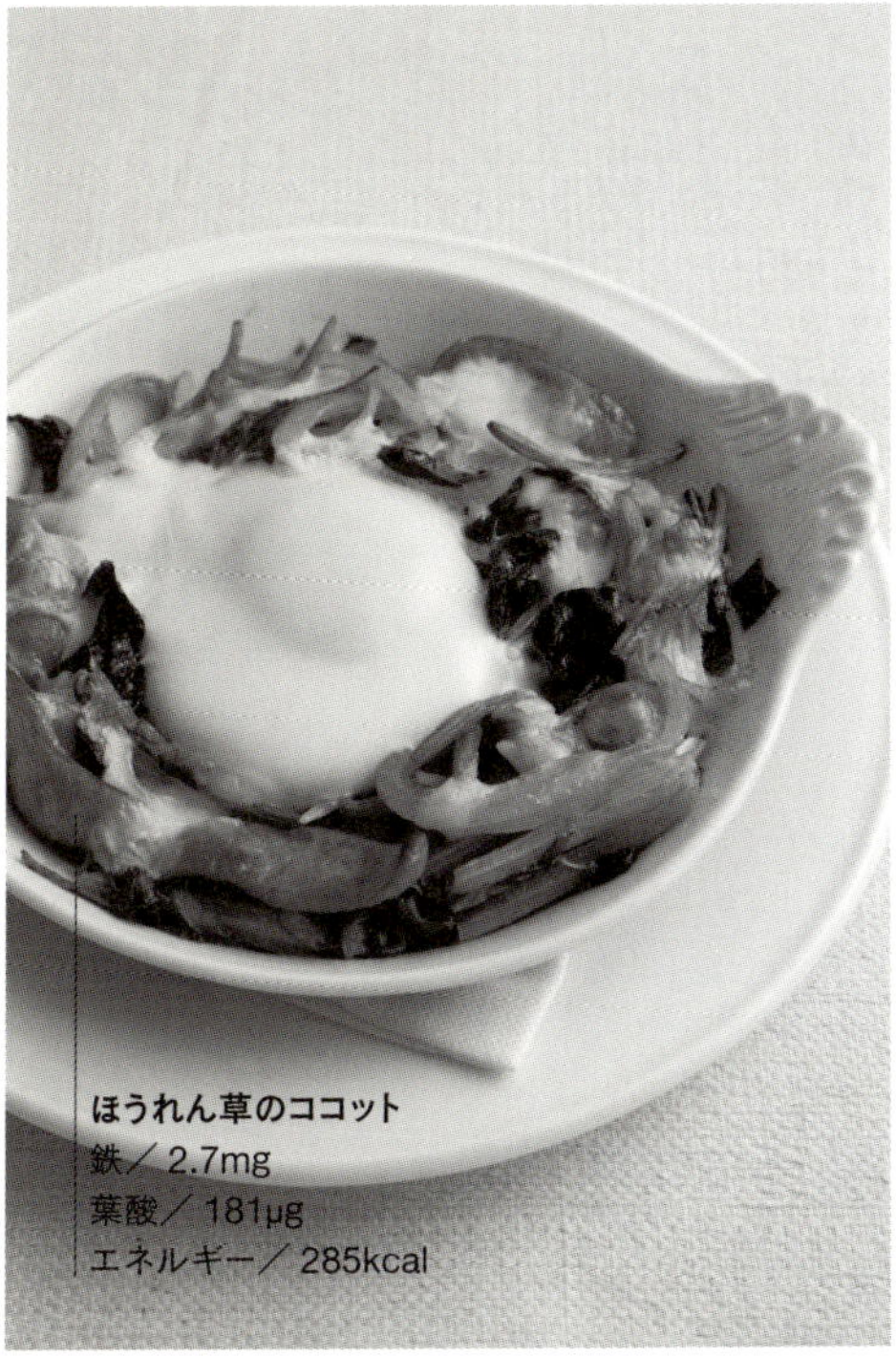

ほうれん草のココット
鉄／2.7mg
葉酸／181μg
エネルギー／285kcal

葉酸たっぷりのおかず

葉酸たっぷりのおかずを8点紹介します。食事は野菜料理から食べはじめると血糖値が上がりにくくなります。お試しください。

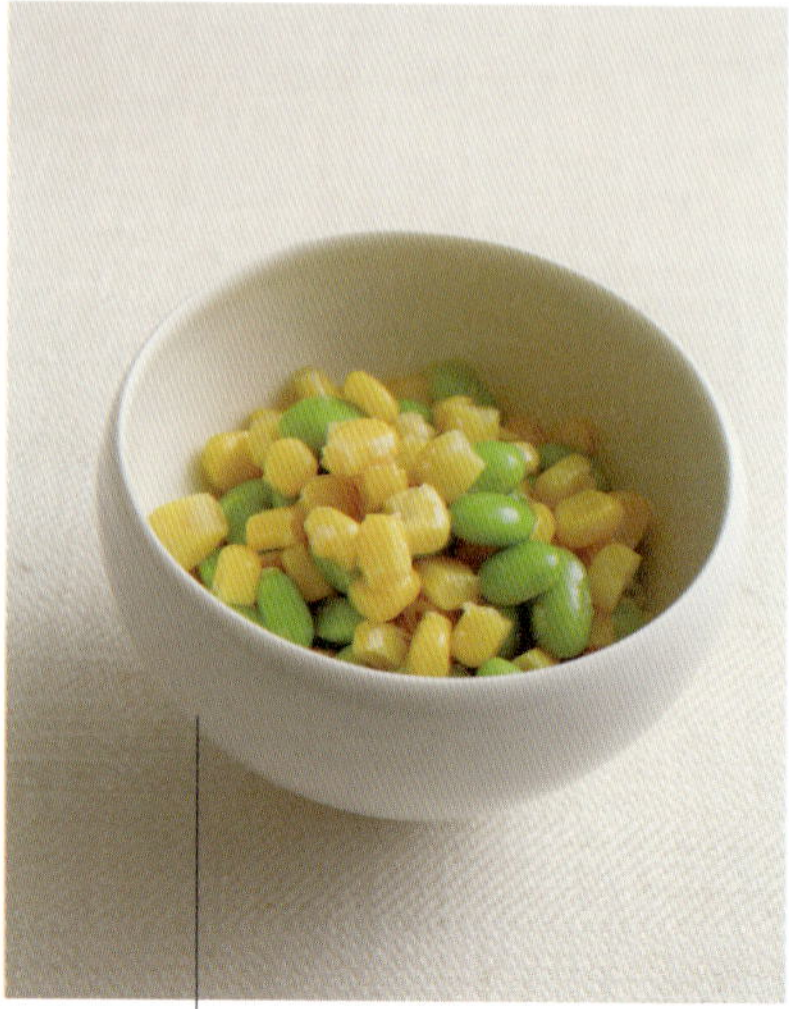

とうもろこしと枝豆のぽん酢あえ

どちらも葉酸たっぷりの、夏におすすめの一品。なお、とうもろこしは胚芽に葉酸が含まれています。

作り方 78ページ

とうもろこしと枝豆のぽん酢あえ
鉄／1.7mg
葉酸／173μg
エネルギー／122kcal

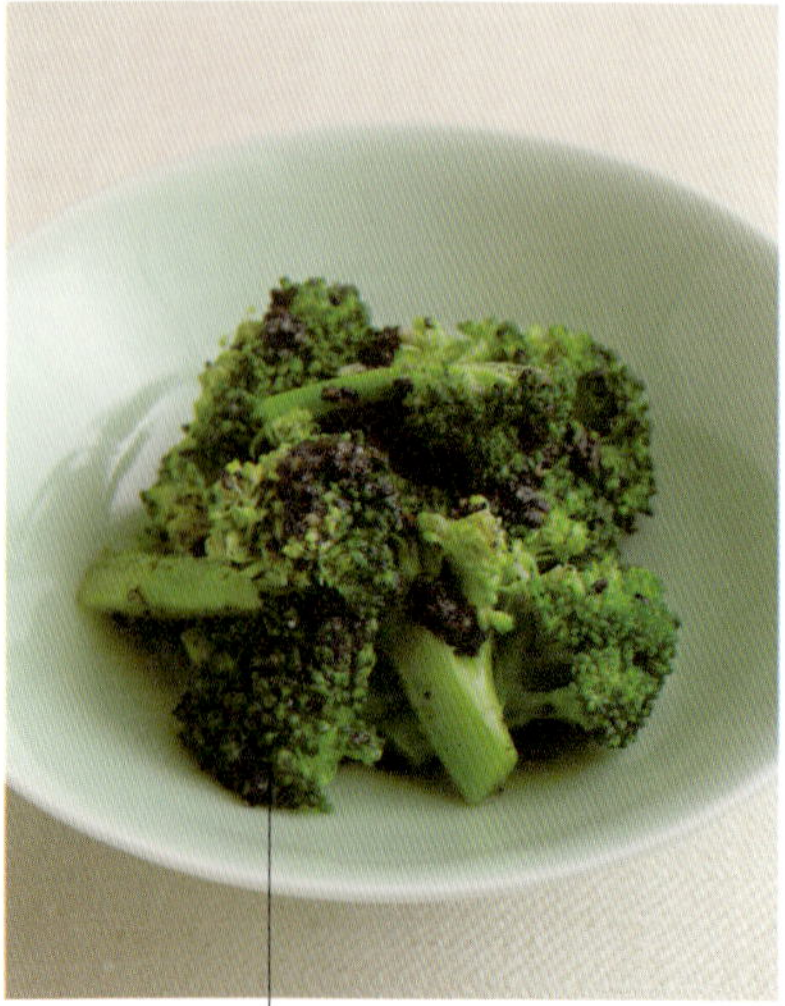

ブロッコリーのごまあえ

ほうれん草と並ぶ、葉酸たっぷりのパワー食材に、栄養価の高いごまをプラス。

作り方 78ページ

ブロッコリーのごまあえ
鉄／1.0mg
葉酸／132μg
エネルギー／48kcal

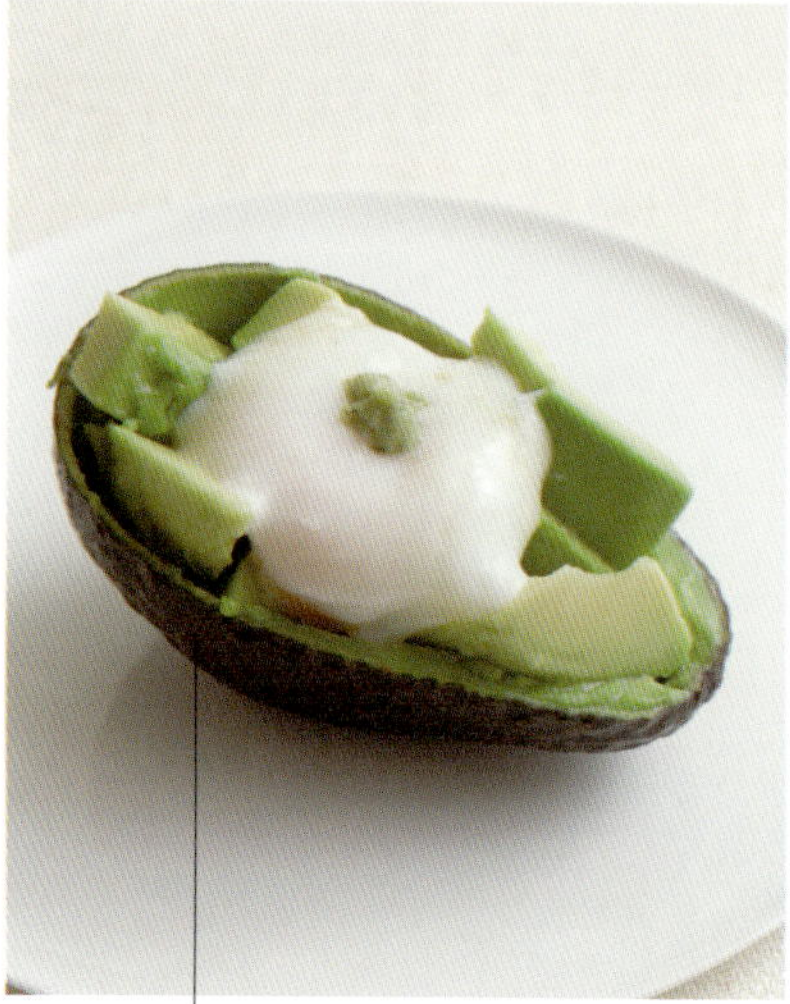

アボカドの温泉卵のせ

森のバターと呼ばれるアボカド。血液中のコレステロールを減らす不飽和脂肪酸や、ビタミン、ミネラルも含みます。

作り方 78ページ

アボカドの温泉卵のせ
鉄／1.4mg
葉酸／73μg
エネルギー／195kcal

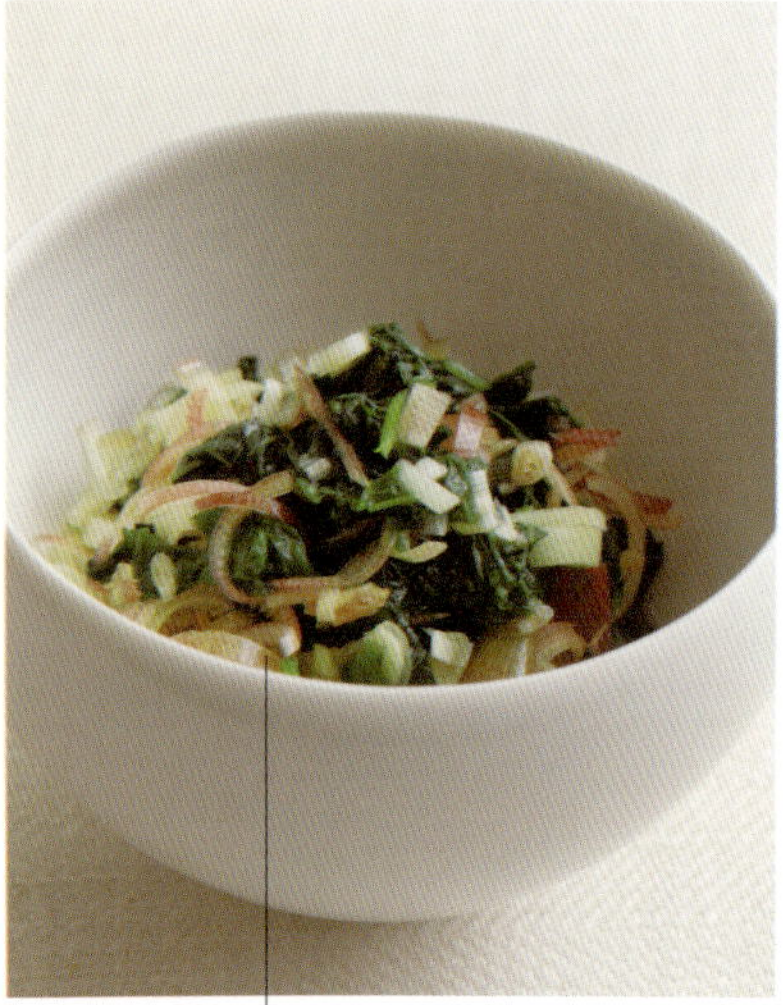

モロヘイヤのおひたし

β-カロテンやビタミンCやE、カルシウム、鉄分までたっぷり。

作り方 78ページ

モロヘイヤのおひたし
鉄／0.5mg
葉酸／82μg
エネルギー／17kcal

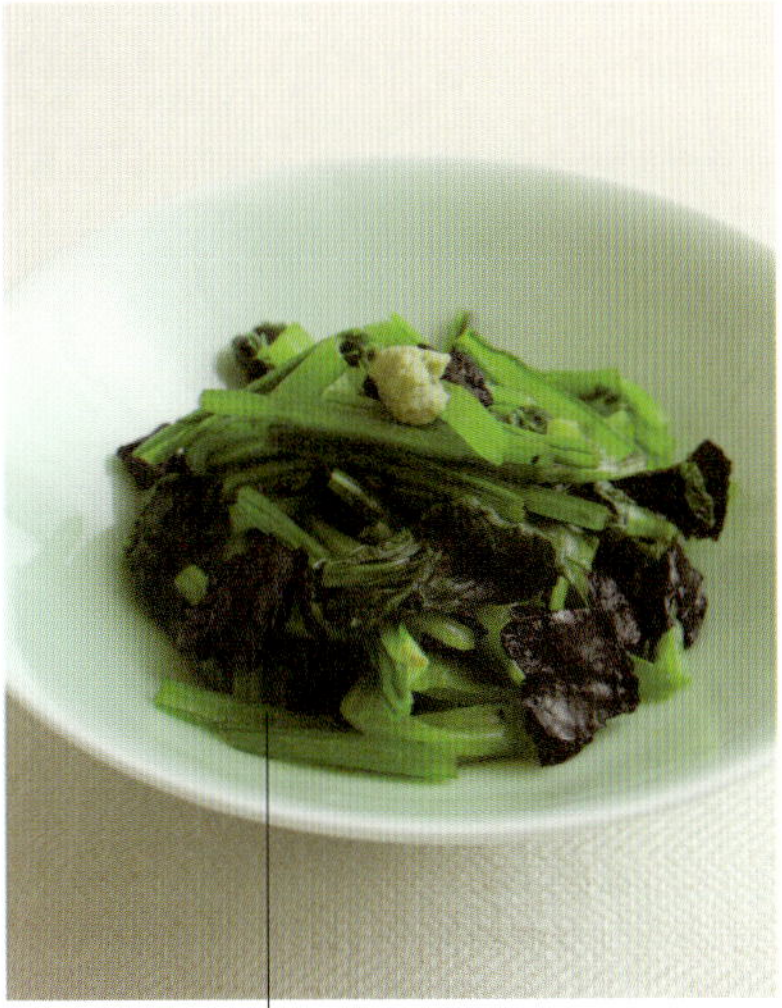

小松菜ののりあえ

カルシウムの含有量はほうれん草以上の小松菜。鉄分の多いのりは、効果的な組合せ。

作り方 79ページ

小松菜ののりあえ
鉄／ 2.4mg
葉酸／ 104μg
エネルギー／ 17kcal

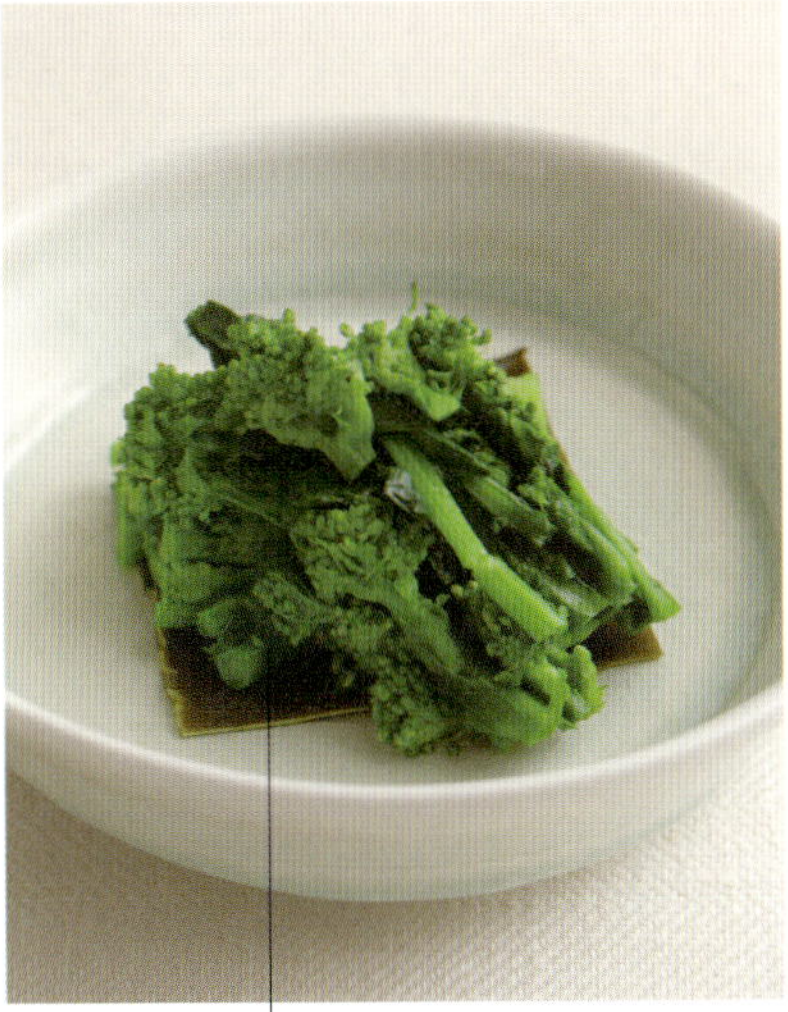

菜の花の昆布じめ

ビタミンCはほうれん草の2倍。カルシウムやミネラルも豊富なパワフルな野菜です。

作り方 79ページ

菜の花の昆布じめ
鉄／ 1.5mg
葉酸／ 170μg
エネルギー／ 19kcal

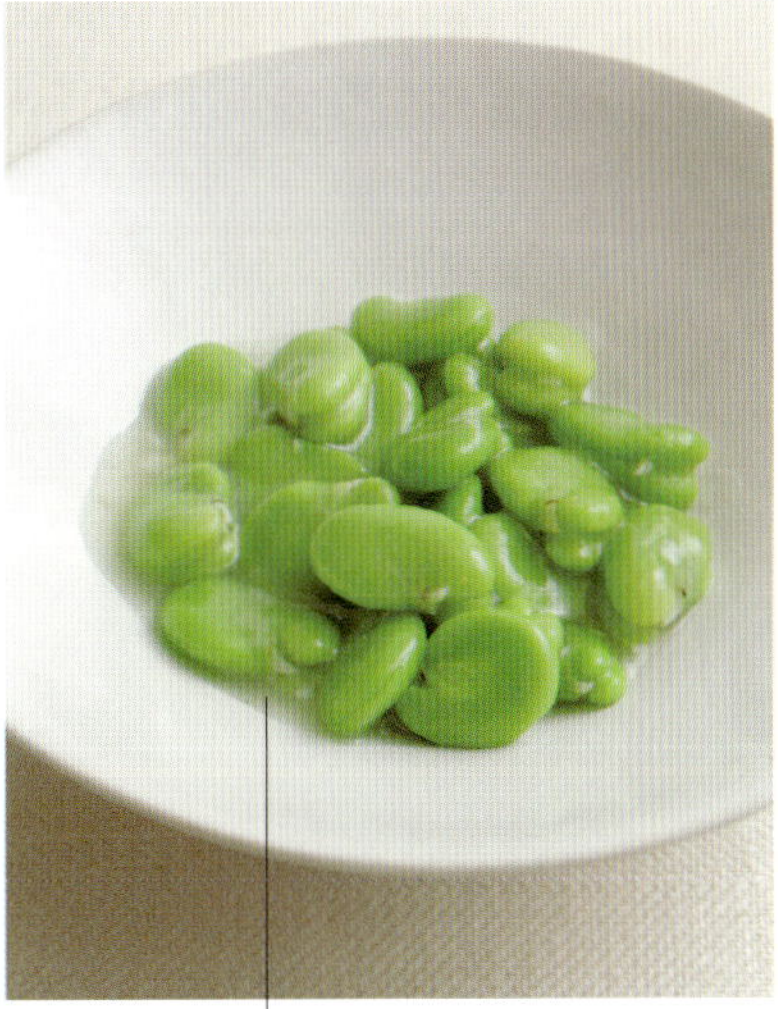

そら豆のにんにく炒め

そら豆に含まれるビタミンB群の吸収をよくする成分が、にんにくのアリシンです。

作り方 79ページ

そら豆のにんにく炒め
鉄／ 1.7mg
葉酸／ 97μg
エネルギー／ 118kcal

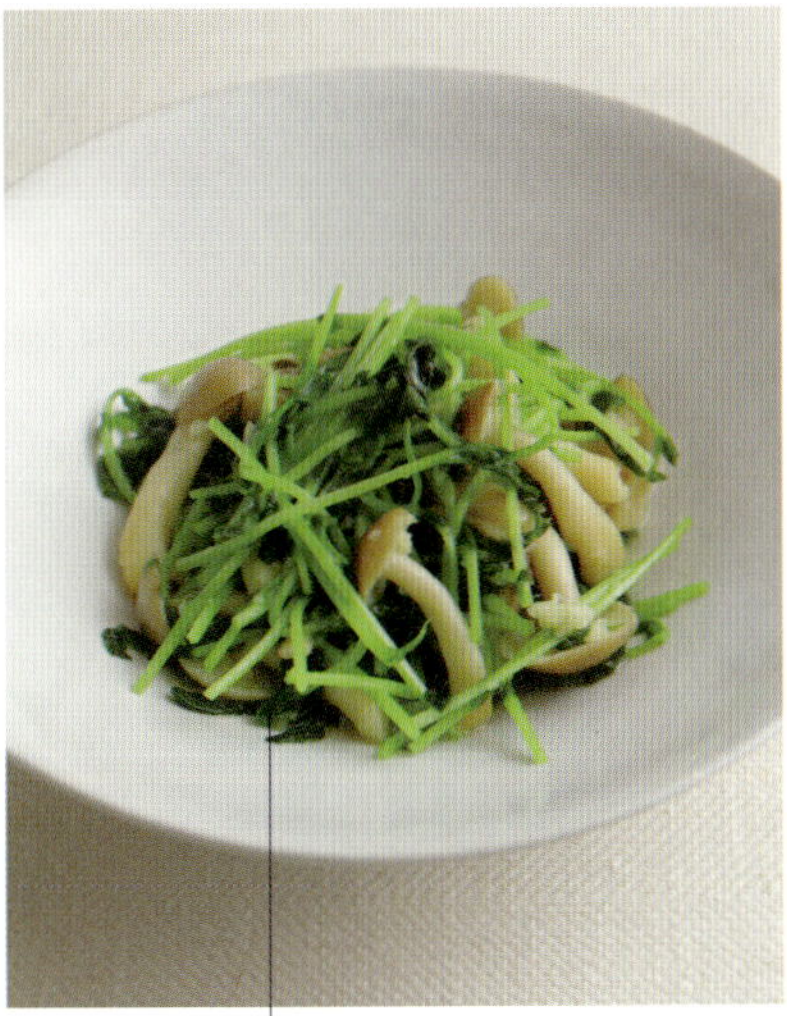

豆苗のしょうが炒め

栽培量も増えて近年人気の中国野菜。扱いも簡単で手軽に葉酸がとれます。

作り方 79ページ

豆苗のしょうが炒め
鉄／ 0.7mg
葉酸／ 89μg
エネルギー／ 69kcal

とうもろこしと枝豆のぽん酢あえ

丁寧にとうもろこしの実をはずして、葉酸の摂取量を増やしましょう。

材料［1人分］

とうもろこし（生。正味）…50g
枝豆（ゆでる。正味）…50g
ぽん酢…小さじ1
おろししょうが…½かけ分

作り方

1 とうもろこし1本をラップフィルムで包み、電子レンジに4分ほどかけ、冷めたら実をはずして、50g用意する。
2 ボウルに1と枝豆を入れ、ぽん酢とおろししょうがであえる。

＊残りのとうもろこしは冷蔵庫で保存し、早めに食べる。

ブロッコリーのごまあえ

このほかに、おかかあえ、ぽん酢がけなど和風の味つけで変化をつけても。

材料［1人分］

ブロッコリー（小房に分ける）…60g
A 黒すりごま…小さじ2
　しょうゆ、砂糖…各小さじ½

作り方

1 ブロッコリーは塩ゆでにし、ざるに上げて冷ます。
2 ボウルにAを混ぜて、1をあえる。

ブロッコリーの下ごしらえ

洗って小房に切り分けたブロッコリーは、水に10分ほど放してから使います。ゆでるときは水気をきって1％の塩分を加えた熱湯でゆでると、張りが出て、みずみずしくゆで上がります。おいしさがアップしますので、お試しください。

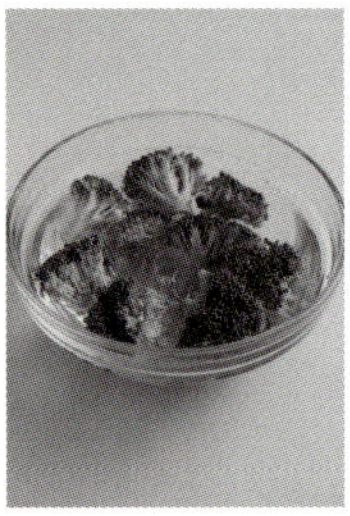

アボカドの温泉卵のせ

皮を器にします。皿に安定させて置くには、塩をひくといいでしょう。

材料［1人分］

アボカド…小½個（正味60g）
レモン汁…小さじ½
温泉卵…1個（50g）
麺つゆ…小さじ⅔
おろしわさび…少々

作り方

1 アボカドは縦半分に切り、種を抜いて実を取り出し、食べやすく切る。レモン汁をまぶして皮を器にして盛る。
2 1の上に温泉卵をのせ、麺つゆをふりかけて、わさびを添える。

モロヘイヤのおひたし

刻んで加熱すると出てくるモロヘイヤの粘りを生かし、みょうがとからめたおひたしにします。

材料［1人分］

モロヘイヤ（葉を摘む）…30g
みょうが（縦半分に切って小口切り）…2個分
A だし汁…大さじ2
　しょうゆ…小さじ⅔

作り方

1 モロヘイヤは1分間塩ゆでし、冷水にとって水気を絞り、1㎝に切る。
2 ボウルにAを入れ、1とみょうがをあえる。

小松菜ののりあえ

しゃきしゃきとした食感を生かすようにしてゆでます。

材料［1人分］

小松菜（4㎝長さに切る）…80g
のり…¼枚
しょうゆ…小さじ⅔
おろしわさび…少々

作り方

1 熱湯を沸かして1％の塩を加え、小松菜をさっとゆでて冷水をかけ、水気をしっかり絞る。

2 ボウルに入れて、のりとしょうゆであえ、器に盛ってわさびを添える。

菜の花の昆布じめ

さっとゆでて昆布で巻くだけで、ほろ苦さも美味な本格的な漬物になります。

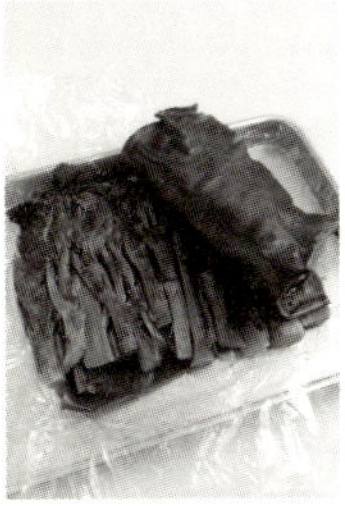

材料［2人分］

菜の花…100g
昆布…10㎝長さ2枚
酒…大さじ1〜1½
塩…小さじ⅕

作り方

1 昆布は砂を払う。広げたラップフィルムの上に昆布2枚を敷き、酒をふって包む。

2 菜の花は軸が太ければ2等分にして、水につけて30分おく。さっとかために塩ゆでして冷水に放し、手でしっかり水気を絞る。

3 昆布1枚に菜の花を並べ、塩をして昆布を重ねてラップフィルムで包み、冷蔵庫で1日以上おく。

4 漬かったら、菜の花の長さを半分に切っていただく。2〜3日目くらいが食べごろ。

そら豆のにんにく炒め

うまみたっぷりで、ご飯のおかずになります。

材料［1人分］

そら豆（正味）…80g
にんにく（みじん切り）…少々
A
水…大さじ2
酒…小さじ1
かたくり粉…小さじ¼
塩…ごく少々
こしょう、鶏ガラスープのもと…各少々
油…小さじ½

作り方

1 そら豆は皮に切れ目を入れて、1分ほど塩ゆでをして冷水にとり、皮をむく。

2 フライパンに油とにんにくを入れて火にかけ、香りが出たら、そら豆を入れてさっと炒める。

3 混ぜたAを入れ、混ぜながら煮立てて、とろみがついたら火を止める。

豆苗のしょうが炒め

すぐに火が通るので、手早く炒めます。

材料［1人分］

豆苗（半分に切る）…½パック（50g）
しめじ（ほぐす）…50g
A
酒、おろししょうが…各小さじ1
鶏ガラスープのもと、塩、こしょう…各ごく少々
オリーブ油…小さじ1

作り方

1 フライパンに油を熱し、しめじを入れて炒める。

2 1に豆苗を入れてさっと炒め、Aをふって炒め合わせる。

常備菜で日々の食事をバランスよく

ここに紹介する料理はたんぱく質のおかず、ビタミンCのおかず、ミネラルたっぷりのおかずとさまざま。作っておけば手間が省け、足りない栄養が上手に補えるものばかりです。

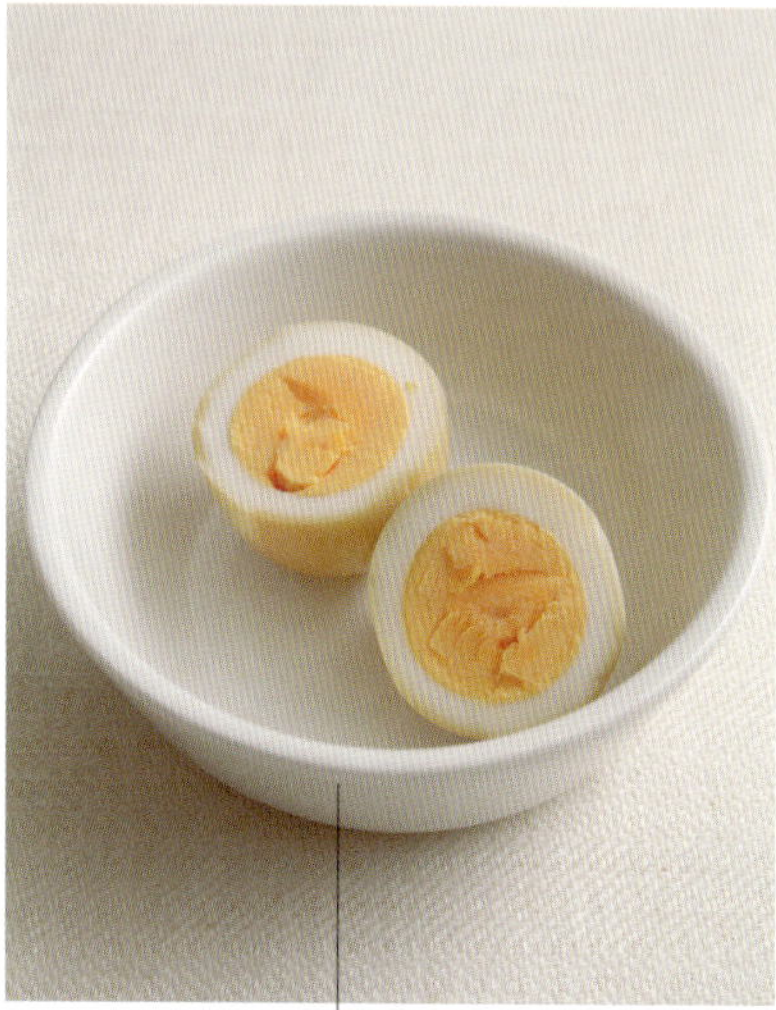

ひたし卵

麺にのせたり、お弁当に詰めたり、もう一品欲しいときに重宝します。

作り方　82ページ

ひたし卵（全量）
鉄／3.7mg
エネルギー／311kcal

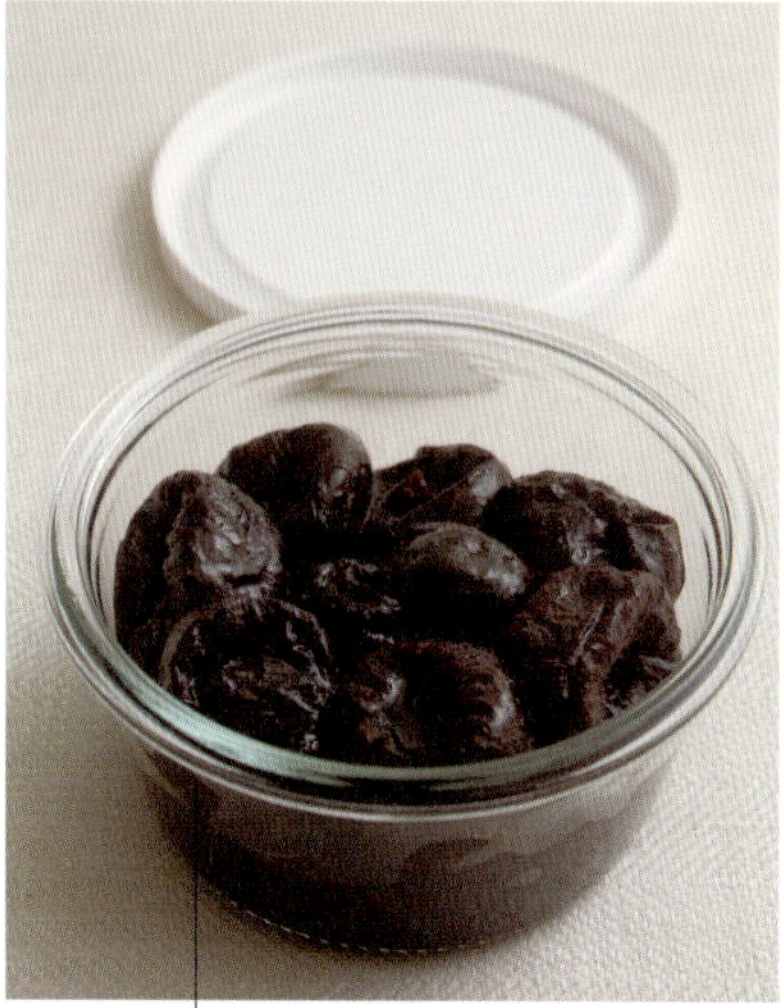

プルーンの赤ワイン煮

プルーンは鉄分よりも、むしろ食物繊維が豊富。おやつ代りに2、3粒ずつ召し上がれ。食べ過ぎないように。

作り方　82ページ

プルーンの赤ワイン煮（全量）
鉄／2.0mg
エネルギー／440kcal

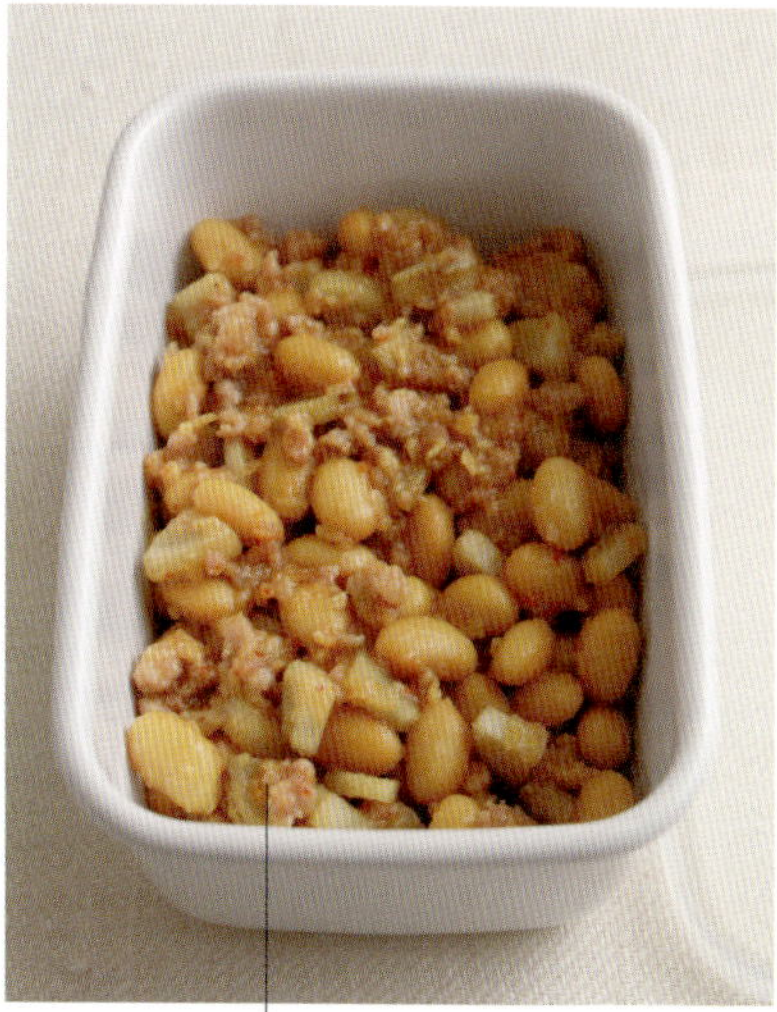

豚と大豆のいりみそ

動物性と植物性のたんぱく質を組み合わせたヘルシーないりみそ。

作り方　82ページ

豚と大豆のいりみそ（全量）
鉄／4.0mg
エネルギー／428kcal

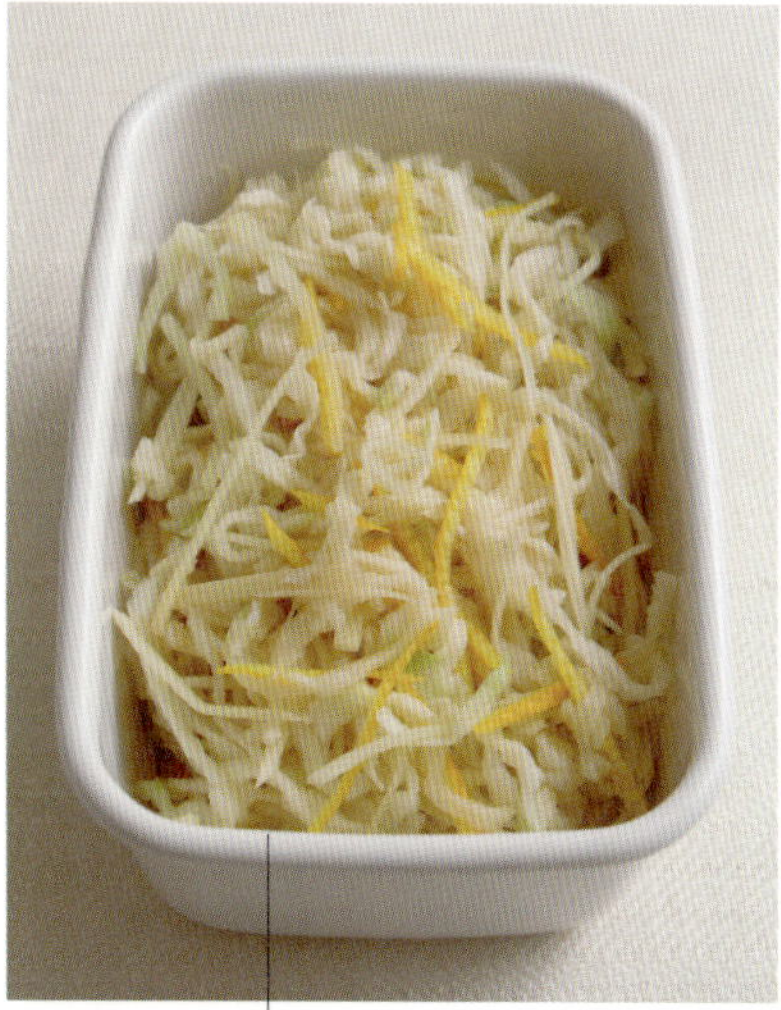

切干し大根とゆずの甘酢あえ

鉄やカルシウムを多く含む切干し大根に、ゆずのビタミンCをプラスした即席漬け。

作り方　82ページ

切干し大根とゆずの甘酢あえ（全量）
鉄／4.3mg
エネルギー／156kcal

カレー風味の ナッツ田作り

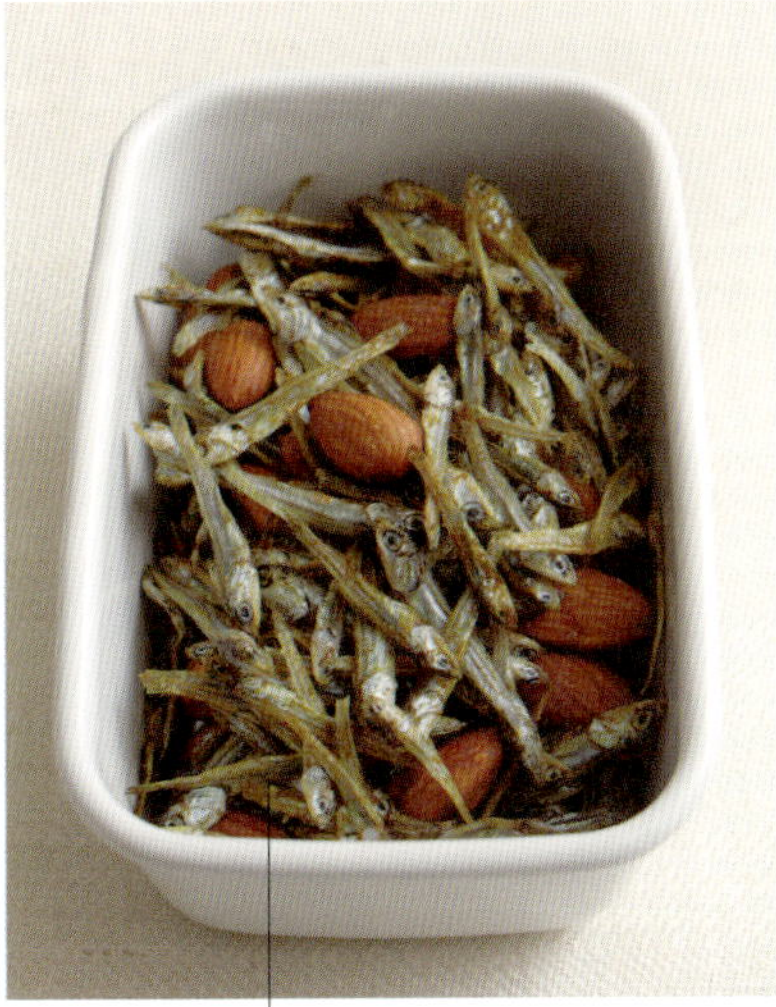

カルシウム、ビタミンEの豊富なスナック。おやつ代わりにしたり、お酒のおともにも。

作り方 83ページ

カレー風味のナッツ田作り
（全量）
鉄／ 2.9mg
エネルギー／ 552kcal

かつおの みそフレーク

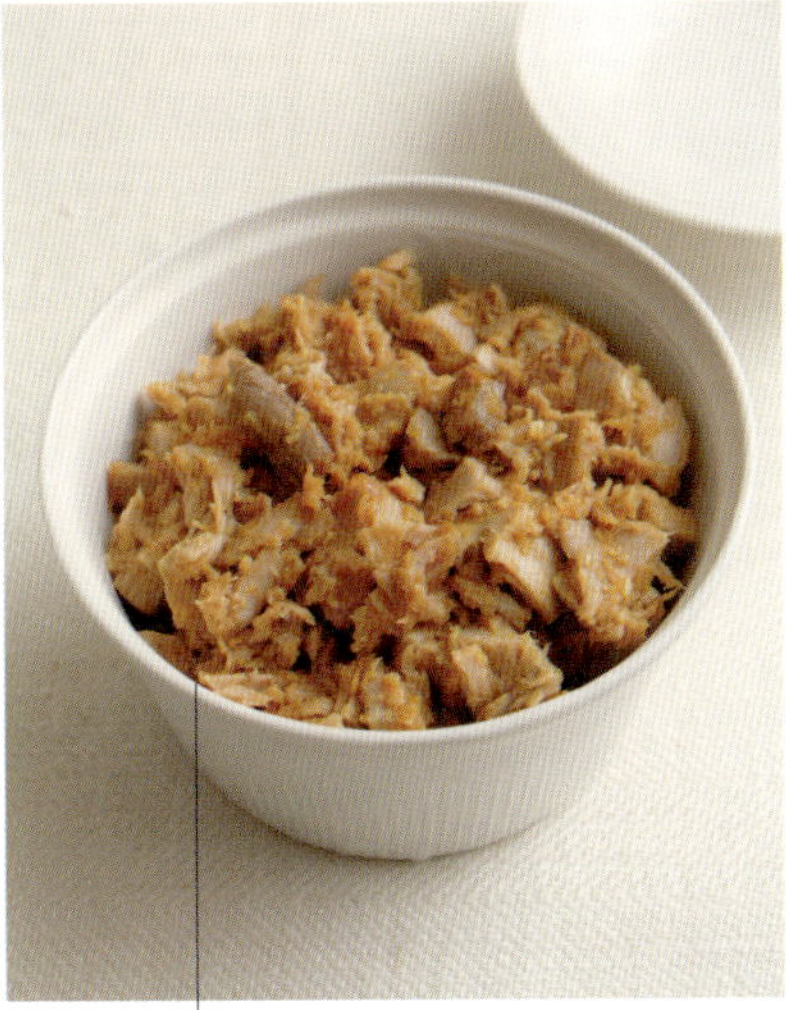

しっとりふりかけです。ビタミンDの多い魚で、血合いの部分には鉄やビタミン類を多く含んでいます。

作り方 83ページ

かつおのみそフレーク
（全量）
鉄／ 5.3mg
エネルギー／ 401kcal

鮭とひじきの ふりかけ風

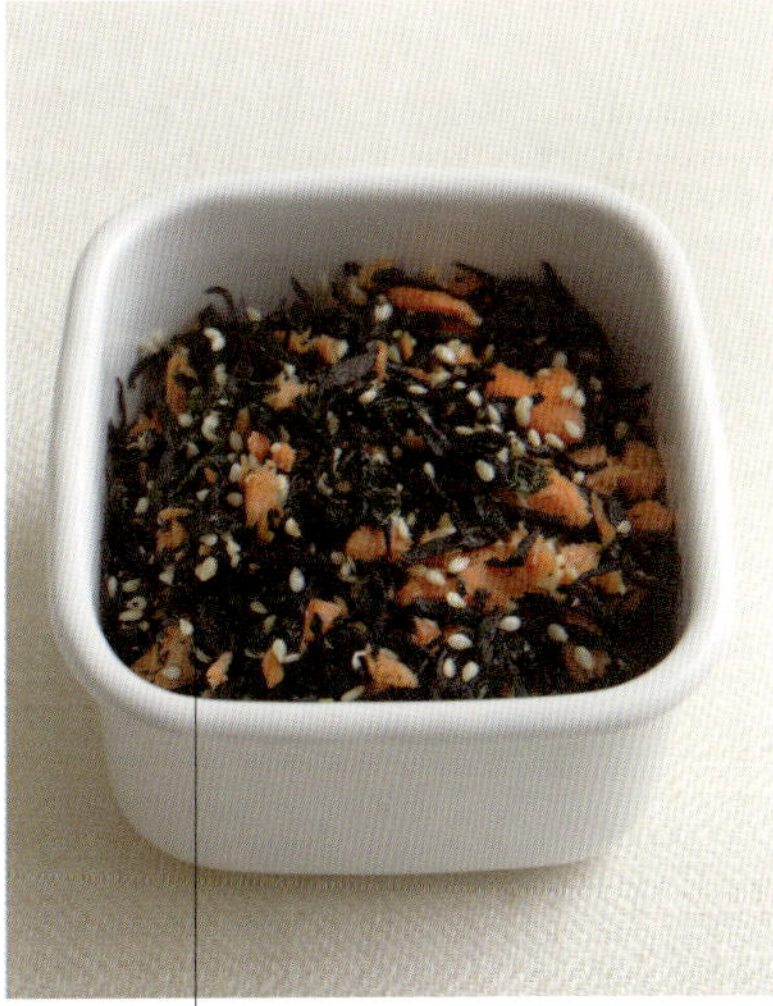

鮭に含まれる抗酸化作用のあるアスタキサンチンに、ひじきの鉄分、葉酸をプラスしたきれいになるふりかけ。

作り方 83ページ

鮭とひじきのふりかけ風
（全量）
鉄／ 8.0mg
エネルギー／ 161kcal

レモンの はちみつ漬け

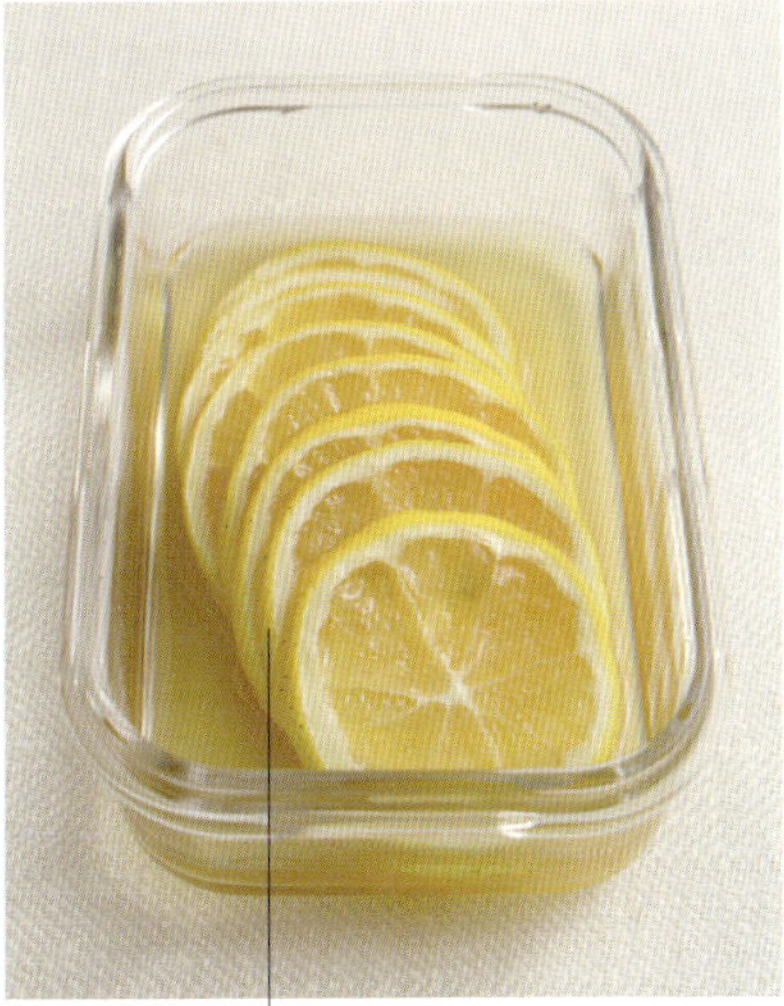

手軽なビタミンCの補給法です。食後の口直しにつまめば、鉄の吸収もアップします。

作り方 83ページ

レモンのはちみつ漬け
（全量）
鉄／ 0.6mg
エネルギー／ 188kcal

ひたし卵

ゆで卵を麺つゆに浸しておくだけです。

材料［作りやすい分量］
ゆで卵…4個
麺つゆ…大さじ2

作り方
密閉袋に水気をふいたゆで卵と麺つゆを入れ、ときどき上下を返して4時間ほどつける。

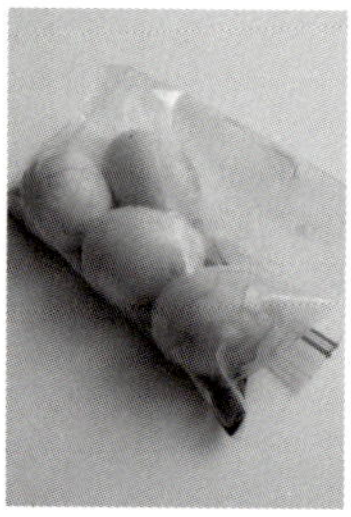

市販の麺つゆのおすすめ
自分で作るにこしたことはないのですが、市販品にもおいしいものが出てきました。私はにんべんの「つゆの素 ゴールド」を愛用しています。

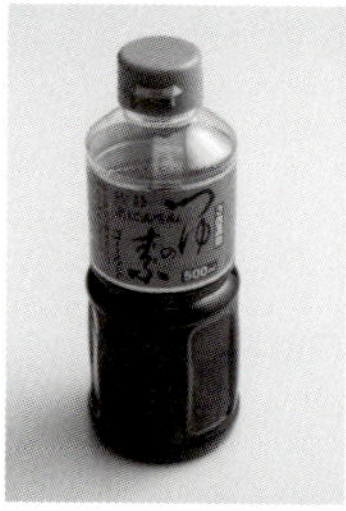

プルーンの赤ワイン煮

赤ワインにもポリフェノールが豊富に含まれています。アルコール分を飛ばすので、安価なものでかまいません。

材料［作りやすい分量］
プルーン…1袋（150g）
赤ワイン…120㎖

作り方
1 ステンレス製かほうろうの鍋に赤ワインを煮立て、アルコールを飛ばす。
2 1にプルーンを入れ、再び煮立ったら容器に入れて冷ます。

＊冷めて1時間ほどたったらおいしく食べられる。

豚と大豆のいりみそ

大豆はやわらかく煮てあるドライパックが便利でおすすめ。

材料［作りやすい分量］
豚ひき肉（赤身）…50g
しょうが（みじん切り）…1かけ分
大豆（ドライパック）…100g
ごぼう（四つ割りの小口切り）…50g
A みそ、酒…各大さじ1½
　砂糖…大さじ1
一味とうがらし…少々
ごま油…小さじ1

作り方
1 ごぼうはさっと水に放して耐熱皿にのせ、ふんわりラップフィルムをかけて電子レンジに1分かける。
2 フライパンに油を熱し、しょうが、豚肉、1を入れて炒める。
3 豚肉の色が変わり、ごぼうが好みのかたさになったら、Aと大豆を入れて、2～3分弱火で混ぜながら煮る。

切干し大根とゆずの甘酢あえ

黄ゆずがない時期は、レモンなどの柑橘類の果汁を使い、皮は使いません。

材料［作りやすい分量］
切干し大根…40g
ゆずの皮（せん切り）…大1個分
しょうが（せん切り）…30g
A ゆずのしぼり汁、酢…各大さじ2
　うす口しょうゆ…小さじ2

作り方
1 切干し大根は水でもみ洗いをして、ひたひたの水でもどし、水気を絞る。
2 ボウルにAを混ぜ、1、ゆず、しょうがを入れてあえる。

カレー風味のナッツ田作り

かりっといったごまめに、あめではなくオリーブ油をからめ、カレー粉の風味をつけているので、さっぱりとしています。

材料［作りやすい分量］

ごまめ（または塩無添加のいりこ）…40g
オリーブ油…大さじ1
カレー粉…小さじ½
ソルトアーモンド…50g

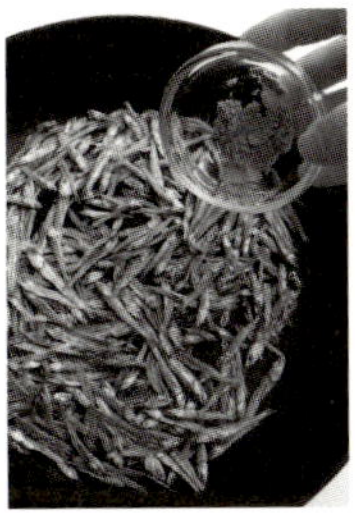

作り方

1　ごまめは鉄のフライパンでいる。初めは中火、温まったらごく弱火で、5分ほどかりっとするまでいる。

2　火を止めてオリーブ油を混ぜ、カレー粉をふり入れ、アーモンドを混ぜる。

かつおのみそフレーク

韓国のみそ、コチュジャンでこくを出しています。ご飯のおともにどうぞ。

材料［作りやすい分量］

かつお（刺し身用。皮なし）…200g
A　みそ、みりん…各大さじ2
　　コチュジャン…小さじ1
　　おろししょうが…1かけ分

作り方

1　かつおは1cm幅に切って熱湯でさっとゆで、ざるに上げて水気をきる。

2　鍋に1とAを混ぜ入れ、好みの加減にかつおをほぐして、水気が飛ぶまで混ぜながら煮る。

3　保存容器に入れて、冷めたら冷蔵保存する。

鮭とひじきのふりかけ風

ひじきはじっくりとからいりして水分をよく飛ばし、おいしく仕上げます。

材料［作りやすい分量］

鮭フレーク…大さじ3
芽ひじき（乾燥）…大さじ2
麺つゆ…大さじ1
酒…大さじ1
こしょう…少々
白いりごま…大さじ1
ばらのり…2g

作り方

1　芽ひじきはたっぷりの水につけてもどし、水気をきる。

2　フライパンに1を入れてからいりし、水分が飛んだら、麺つゆ、酒、こしょうをふって混ぜ、汁気がなくなったら鮭フレークを入れて熱くなるまでいる。

3　バットに移して冷まし、ごま、ばらのりを混ぜる。

レモンのはちみつ漬け

皮ごと食べるので、レモンは国産で無農薬、あるいは低農薬のものを求めてください。汁が残ったら飲み物に加えましょう。

材料［作りやすい分量］

レモン…1個
はちみつ…大さじ2〜3

作り方

皮をよく洗って薄切りにしたレモンを容器に入れ、はちみつを加える。冷蔵庫で1日おき、上下を返して食べる。

市販のレモン果汁のおすすめ

無添加で果汁100パーセントの瓶詰めを見つけました。ほんの少しレモンをしぼりたいときにとても便利。私の愛用しているのは「せとうちレモン」です。

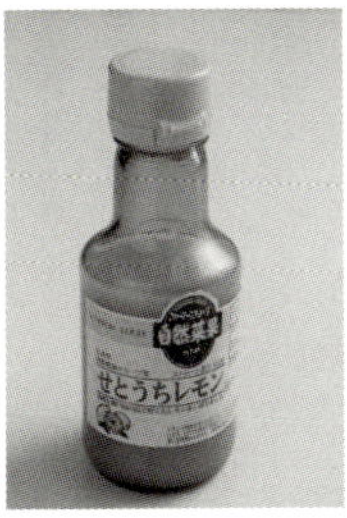

レバーの常備菜

鶏レバーのさんしょう煮

月に一度だけ作ると決めているのがレバー料理。こちらはご飯にもお酒にも合うつくだ煮風の煮物で、粒ざんしょうとしょうがをたくさん加え、食べやすくしています。数日分とはいえ一人で食べるには少し多いので、冷凍したり、ご近所に差し上げたりします。

材料［作りやすい分量］

鶏レバー…200g

A
- しょうが（せん切り）…30g
- 粒ざんしょう…小さじ½
- 酒…¼カップ
- しょうゆ…大さじ1½
- 砂糖…大さじ½
- 赤とうがらし（小口切り）…少々

作り方

1 鶏レバーは白い筋を取ってそぎ切りにし、薄い塩水に10分つけて水気をきり、熱湯で1分ほどゆでて、水気をよくきる。

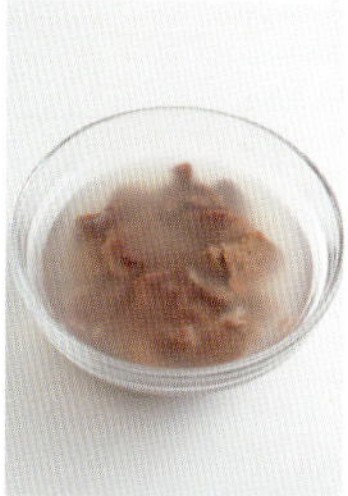

2 鍋に1とAを入れてさっと煮立て、ふたをして中火弱で3分煮る。

3 2のふたを取って、汁がなくなるまで煮つめる。

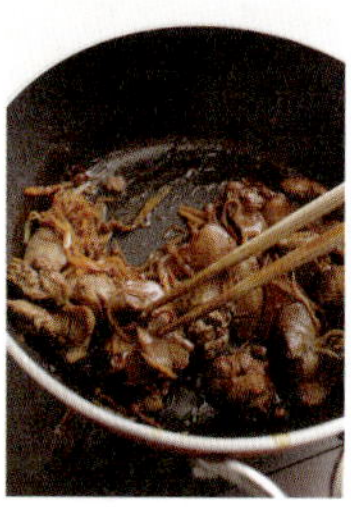

＊あれば青い粒さんしょうをゆでて冷凍しておいたもの大さじ1に替えてもOK。

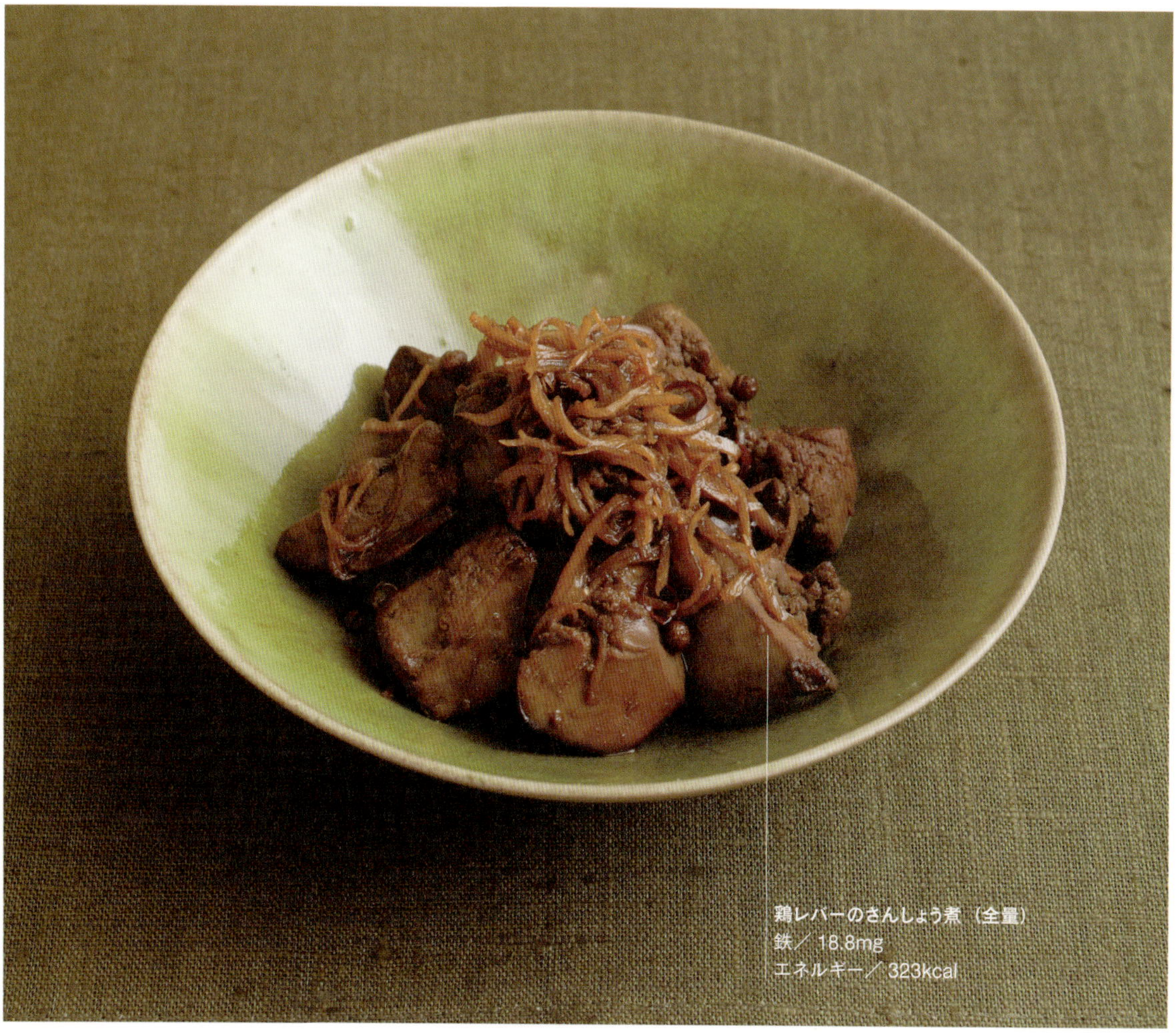

鶏レバーのさんしょう煮（全量）
鉄／18.8mg
エネルギー／323kcal

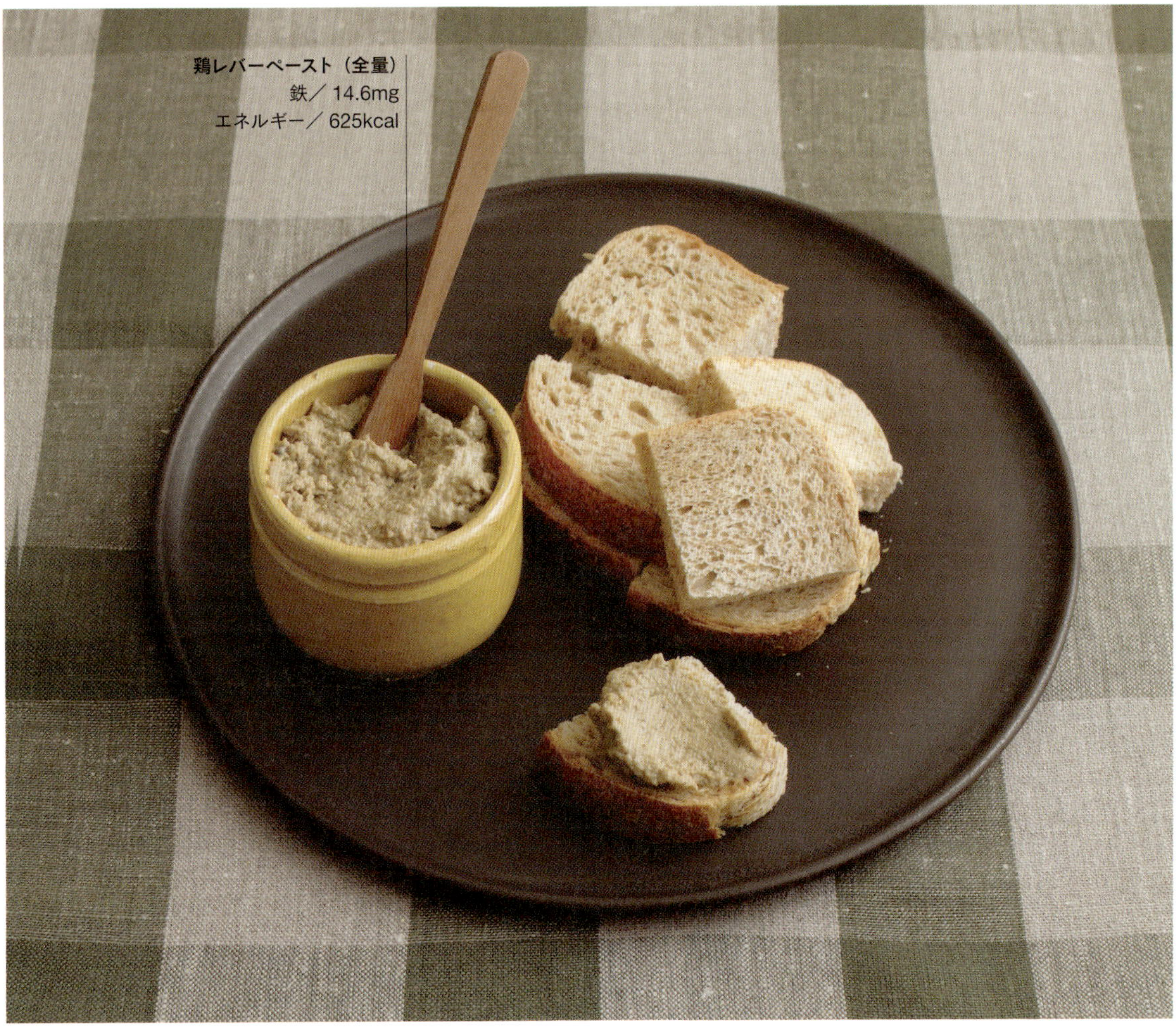
鶏レバーペースト（全量）
鉄／14.6mg
エネルギー／625kcal

鶏レバーペースト

ワインによく合うので、来客のときにも作ります。鶏レバー2に対してまいたけ1の割合で加え、うまみたっぷりに仕上げています。

材料［作りやすい分量］

- 鶏レバー…200g
- まいたけ（ほぐす）…1パック（100g）
- A
  - 玉ねぎ（横薄切り）…¼個分（50g）
  - セロリ（薄切り）…30g
  - にんにく（薄切り）…½かけ分
- ローリエ…1枚
- B
  - 酒…大さじ2
  - ウスターソース…大さじ1
  - レモン汁…大さじ½
  - 塩…小さじ¼
  - 粗びき黒こしょう…多め
- オリーブ油…大さじ1½
- 生クリーム…大さじ3

作り方

1 鶏レバーは白い筋を取って、そぎ切りにし、塩水につけて10分おき、水気をふく。

2 フライパンに油を熱してAを炒め、色が変わるまで炒め、1を入れて色が変わるまで炒め、まいたけとローリエを加えてよく炒める。

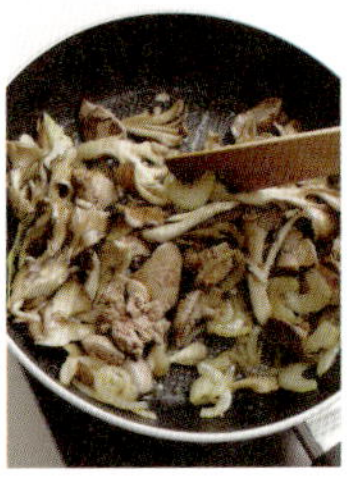

3 Bを加えて混ぜながら煮つめ、汁気がなくなるまでよく煮る。

4 3をフードカッターにかけ、粗熱を取って冷蔵庫で冷やす。生クリームを混ぜ、足りなければ塩、こしょうを足す。パンにつけていただく。

＊密閉式の保存袋に入れて冷凍することもできる。一か月以内に食べきる。

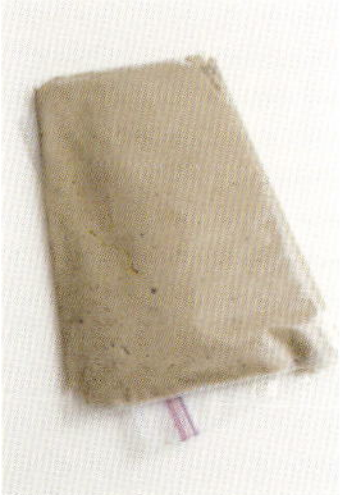

			エネルギー [kcal]	たんぱく質 [g]	脂質 [g]	鉄 [mg]	葉酸 [μg]	ビタミンC [mg]	食塩 [g]
	p.43	ブロッコリーと長ねぎのみそ汁	45	3.9	0.8	0.9	129	63	1.3
	p.44	湯葉あんかけどんぶり	345	12.6	5.3	2.3	92	14	1.6
	p.44	かぶと鶏ささ身のソテー	139	13.4	4.9	1.2	71	37	1.0
	p.45	厚揚げとあさりのどんぶり	392	14.7	12.5	4.5	83	10	1.8
	p.45	小松菜のマヨごまあえ	51	1.6	4.1	2.2	80	27	0.4
小鍋	p.46	豚とかきのさっと煮鍋	441	24.8	7.3	3.7	216	49	3.4
	p.47	韓国風すきやき	514	25.9	14.0	3.0	137	28	3.2
	p.48	ぶりと豆腐のみそ鍋	524	32.5	19.7	5.5	339	32	2.8
	p.49	帆立貝の豆乳鍋	535	32.5	15.2	5.4	189	37	3.2
具だくさん汁	p.50	玉ねぎとごぼうのポタージュ	179	5.3	9.1	0.6	42	19	1.4
	p.50	厚揚げ入り豚汁	312	17.1	18.0	2.5	72	14	1.9
	p.51	トマトキムチスープ	252	17.1	8.7	2.1	83	44	1.9
	p.51	鶏ときくらげの中華スープ	118	13.8	1.6	0.9	77	20	1.4
たんぱく質＋ビタミンCのおかず									
	p.52	牛カツとルッコラ	298	21.8	16.1	3.5	122	55	1.0
	p.54	豚肉とピーマンのしょうが炒め	231	15.6	12.7	3.9	45	73	1.4
	p.55	鶏レバーとパプリカのみそ炒め	215	14.1	8.6	6.2	859	79	1.6
	p.56	あじのムニエルのサラダ仕立て	207	16.7	11.2	1.7	105	42	1.6
	p.57	まぐろと蓮根のサラダ	195	20.1	6.5	3.0	122	53	1.8
	p.58	トマトとそら豆の卵炒め	281	15.4	13.4	3.0	145	34	1.5
	p.59	あさりと鯛のトマト煮	289	23.2	11.4	3.4	134	80	1.6
ビタミンC	p.60	パプリカのピクルス	27	0.6	0.1	0.2	37	96	0.4
たっぷりの	p.60	蓮根とハムのサラダ	121	4.0	6.2	0.5	12	48	0.8
おかず	p.61	カリフラワーの梅干しあえ	33	3.2	0.1	0.6	75	65	0.5
	p.61	コールスロー	81	1.9	6.1	0.8	94	51	0.5
	p.62	かぼちゃのきんぴら	79	1.5	1.8	0.4	27	26	0.4
	p.62	ポテトサラダ	167	8.5	4.5	0.9	47	57	0.7
	p.63	さつまいものレモン煮	124	1.0	0.2	0.6	40	26	0.0
	p.63	かぶのとろみ煮	68	3.5	0.2	1.4	88	53	1.3
海藻で	p.64	わかめのしょうが炒め（全量）	153	5.7	8.9	2.0	82	1	3.4
作る	p.64	わかめスープ	16	0.6	0.9	0.2	8	0	0.9
常備菜	p.65	ひじき炒め（全量）	139	2.1	12.3	11.0	17	0	2.1
	p.65	ひじきのグリーンサラダ	104	5.4	7.2	2.5	110	18	0.8
	p.65	じゃこと水菜のパスタ	359	14.7	8.0	4.0	90	28	1.8
たんぱく質＋葉酸のおかず									
	p.66	牛肉のステーキとブロッコリーと山芋のソテー	290	21.5	16.5	2.1	183	101	1.6
	p.68	麻婆豆腐	254	17.0	15.0	2.2	62	8	1.7
	p.69	かつおと菜の花炒め	190	22.6	6.8	2.4	246	110	1.3
	p.70	オイルサーディンとじゃがいもアスパラ焼き	211	10.8	15.0	1.5	177	47	0.6
	p.71	かきとほうれん草のソテー	165	7.9	7.7	2.4	119	17	2.1
	p.72	じゃことグリーンピースの卵とじ	188	15.3	5.8	2.3	82	13	1.4
	p.73	高野豆腐とろみ煮	183	10.8	10.1	3.6	92	31	1.1
ほうれん草	p.75	ゆでほうれん草（全量）	60	6.6	1.2	6.0	630	105	0.6
	p.75	ほうれん草のココット	285	15.2	21.3	2.7	181	31	1.4
葉酸	p.76	とうもろこしと枝豆のぽん酢あえ	122	7.8	3.9	1.7	173	11	0.5
たっぷりの	p.76	アボカドの温泉卵のせ	195	7.9	16.5	1.4	73	10	0.7
おかず	p.76	ブロッコリーのごまあえ	48	3.5	2.1	1.0	132	72	0.6
	p.76	モロヘイヤのおひたし	17	2.0	0.2	0.5	82	20	0.7
	p.77	小松菜ののりあえ	17	1.8	0.2	2.4	104	33	0.8
	p.77	そら豆のにんにく炒め	118	8.5	2.2	1.7	97	15	0.6
	p.77	菜の花の昆布じめ	19	2.2	0.1	1.5	170	65	0.4
	p.77	豆苗のしょうが炒め	69	3.8	4.6	0.7	89	41	0.5
常備菜	p.80	ひたし卵	311	25.0	20.6	3.7	87	0	1.7
（全量）	p.80	豚と大豆のいりみそ	428	31.6	16.5	4.0	94	2	3.4
	p.80	プルーンの赤ワイン煮	440	4.0	0.3	2.0	5	0	0.0
	p.80	切干し大根とゆずの甘酢あえ	156	3.6	0.4	4.3	52	36	2.2
	p.81	カレー風味のナッツ田作り	552	36.4	41.2	2.9	116	0	0.9
	p.81	鮭とひじきのふりかけ風	161	11.1	8.1	8.0	66	5	3.3
	p.81	かつおのみそフレーク	401	56.7	3.3	5.3	38	0	5.1
	p.81	レモンのはちみつ漬け	188	1.2	0.8	0.6	38	121	0.0
	p.84	鶏レバーのさんしょう煮	323	40.6	6.3	18.8	2617	41	4.3
	p.85	鶏レバーペースト	625	34.3	43.8	14.6	2031	40	3.1

栄養成分値一覧

＊全量と書いてあるもの以外は1人分

			エネルギー [kcal]	たんぱく質 [g]	脂質 [g]	鉄 [mg]	葉酸 [μg]	ビタミンC [mg]	食塩 [g]
一日の献立　朝食がご飯の日									
朝食	p.14	納豆としらすかけご飯	352	13.6	5.1	2.1	127	9	1.1
	p.14	オクラとわかめのみそ汁	30	2.4	0.6	0.6	42	3	1.4
	p.14	キャベツの浅漬け	12	1.2	0.1	0.2	24	12	0.2
		朝食合計	394	17.2	5.8	2.9	193	24	2.7
昼食	p.16	鶏肉と小松菜のスパゲッティ	443	20.4	14.2	3.3	98	30	1.6
	p.16	にんじんサラダ	128	1.4	7.5	0.5	23	5	0.6
	p.16	フルーツヨーグルト	122	4.6	3.1	0.4	43	41	0.1
		昼食合計	693	26.4	24.8	4.2	164	76	2.3
夕食	p.18	胚芽米ご飯	200	3.2	0.7	0.2	7	0	0.0
	p.18	鮭と菜の花の蒸焼き	192	22.0	5.6	2.7	289	98	1.9
	p.18	温泉卵	78	6.4	5.2	1.0	26	2	0.4
	p.18	さつまいもといんげんのごまみそあえ	142	2.9	4.8	1.2	57	19	0.8
		夕食合計	612	34.5	16.3	5.1	379	119	3.1
		1日の合計	**1699**	**78.1**	**46.9**	**12.2**	**736**	**219**	**8.1**
一日の献立　朝食がパンの日									
朝食	p.20	チーズトースト	219	9.4	7.3	0.4	25	0	1.1
	p.20	目玉焼きとほうれん草のソテー	191	9.5	12.3	2.7	216	29	0.9
	p.20	りんご	43	0.2	0.1	0.0	4	3	0.0
	p.20	カフェオレ	74	3.7	4.0	0.0	5	1	0.1
		朝食合計	527	22.8	23.7	3.1	250	33	2.1
昼食	p.22	黒ごまご飯	255	3.9	0.7	0.2	5	0	0.0
	p.22	牛肉の青じそ巻き	119	12.6	5.9	0.9	9	1	0.9
	p.22	じゃがいもとピーマンのきんぴら	95	1.6	4.1	1.4	20	40	0.9
	p.22	蓮根としめじの梅干しあえ	46	1.8	0.2	0.4	15	26	0.5
	p.22	ミニトマト	6	0.2	0.0	0.1	7	6	0.0
		昼食合計	521	20.1	10.9	3.0	56	73	2.3
夕食	p.24	アーモンドライス	230	4.2	3.4	0.5	10	0	0.0
	p.24	えびのスパイス焼き	128	14.2	4.3	0.4	54	54	1.2
	p.24	豆腐のサラダ	126	8.4	7.4	1.3	41	4	0.7
	p.24	青梗菜ときくらげのスープ	22	0.9	0.1	1.6	52	18	0.8
		夕食合計	506	27.7	15.2	3.8	157	76	2.7
		1日の合計	**1554**	**70.6**	**49.8**	**9.9**	**463**	**182**	**7.1**
パワフルプレート									
朝食	p.26	豆乳バナナシェイク	194	7.5	6.1	2.4	71	15	0.0
	p.26	玄米フレークとフルーツヨーグルト	301	7.9	5.4	4.3	68	76	1.1
	p.28	小松菜の豆乳がゆ	296	10.7	4.1	5.1	176	42	1.4
	p.29	五目納豆ご飯	316	11.8	4.6	2.0	133	23	0.8
	p.29	落とし卵のみそ汁、胚芽米ご飯	342	14.3	6.8	2.5	108	40	1.8
昼食	p.30	牛肉と青梗菜の中華風どんぶり	421	16.8	12.9	3.0	128	40	1.6
	p.31	豚しゃぶそば	467	25.1	13.3	2.6	116	27	2.7
	p.32	鶏レバーのドライカレー	464	21.4	9.4	4.1	366	37	2.1
	p.33	かきの焼きそば	511	20.0	10.3	2.8	96	56	2.8
	p.34	ボンゴレロッソ	437	16.7	10.4	4.4	157	79	2.8
	p.35	あさりのチヂミ	383	14.6	10.3	5.2	86	41	2.3
お弁当	p.36	牛肉とアスパラのオムライス風	468	19.1	15.8	2.0	55	7	2.0
	p.36	ブロッコリーのおひたし	19	2.3	0.3	0.5	105	60	0.4
	p.37	青椒肉絲	384	13.6	9.5	1.3	82	109	1.3
	p.37	かぼちゃのごまみそあえ	76	1.7	1.3	0.5	26	22	0.4
	p.38	卵とアスパラサンド	337	13.3	17.9	1.7	128	7	1.4
	p.38	にんじんとかぶのピクルス	30	0.5	0.1	0.2	32	12	0.4
	p.38	フルーツカッテージチーズ	63	4.4	1.4	0.2	21	28	0.3
	p.39	鮭ずし	447	18.0	10.4	2.1	109	14	1.6
	p.39	ほうれん草のおかかぽん酢あえ	28	3.9	0.4	1.5	147	25	0.9
	p.39	ミニトマト	9	0.3	0.0	0.1	11	10	0.0
夕食	p.40	牛肉入りガーリックライス	454	24.2	10.7	3.5	154	10	1.7
	p.40	モロヘイヤと卵のスープ	102	7.3	5.4	1.1	73	13	1.4
	p.41	ビビンパ	518	25.4	19.3	3.6	195	27	2.3
	p.41	わかめスープ	32	0.7	1.1	0.2	23	5	0.7
	p.42	豚レバーかつどんぶり	432	18.1	9.3	8.9	536	33	1.8
	p.42	玉ねぎと枝豆のみそ汁	84	7.0	2.5	1.2	94	9	1.3
	p.43	まぐろ納豆どんぶり	421	24.4	5.2	3.1	96	11	2.3

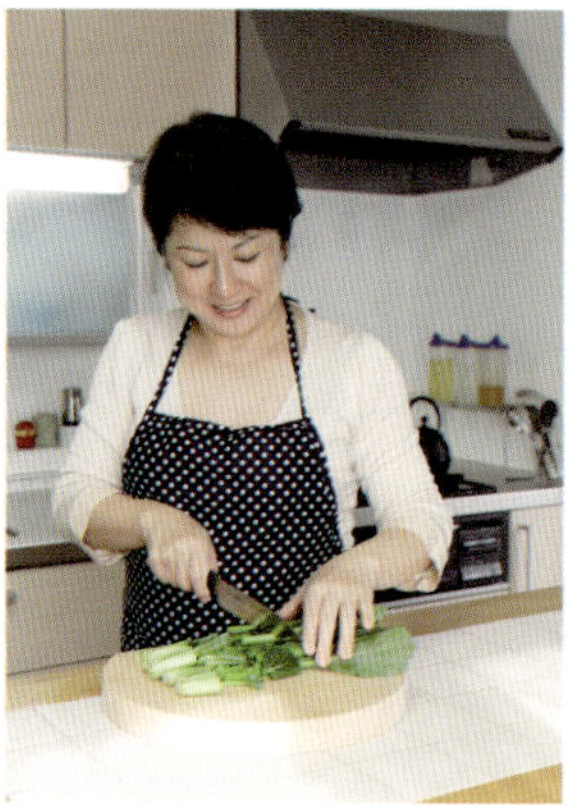

今泉久美 いまいずみ・くみ

1963年、山梨生れ。女子栄養大学卒業。料理研究家、栄養士。女子栄養大学栄養クリニック特別講師。塩分摂取量や栄養のバランスに配慮した作りやすいレシピに定評がある。テレビ、雑誌、書籍で活躍。著書に『ストウブ』でいつもの料理をもっとおいしく!』(文化出版局刊)、『女子栄養大学のダイエットクリニック』(共著。世界文化社刊) など多数。

ホームページ　http://www.imaizumi-kumi.com

貧血改善レシピ
鉄分とれれば元気できれいに!

発行	2012年6月10日　第1刷
	2012年8月30日　第2刷
著者	今泉久美
発行者	大沼 淳
発行所	学校法人文化学園 文化出版局
	〒151-8524
	東京都渋谷区代々木3-22-7
	☎03-3299-2565 (編集)
	☎03-3299-2540 (営業)
印刷・製本所	株式会社文化カラー印刷

©Kumi Imaizumi 2012 Printed in Japan
本書の写真、カット及び内容の無断転載を禁じます。
本書のコピー、スキャン、デジタル化等の無断複製は著作権法上での例外を除き、禁じられています。本書を代行業者等の第三者に依頼してスキャンやデジタル化することは、たとえ個人や家庭内での利用でも著作権法違反になります。

文化出版局のホームページ
http://books.bunka.ac.jp/
書籍編集部情報や作品投稿などのコミュニティサイト
http://fashionjp.net/community/

アートディレクション	昭原修三
デザイン	昭原デザインオフィス
撮影	広瀬貴子
スタイリング	久保原恵理
栄養計算	女子栄養大学栄養クリニック
取材	宇津木理恵子
校閲	山脇節子
編集	浅井香織 (文化出版局)